牙种植手术
快速参考指南

Quick Reference to Dental Implant Surgery

（美国）穆罕默德 A. 马克苏德　著

周苗　赵勇　主译

陈松龄　主审

SPM
南方传媒

广东科技出版社
全国优秀出版社

广州

图文字号：19-2018-40

图书在版编目（ＣＩＰ）数据

牙种植手术快速参考指南 / （美）穆罕默德 A.马克苏德（Mohamed A.Maksoud）著；周苗译. —广州：广东科技出版社，2023.1

ISBN 978-7-5359-7987-2

Ⅰ.①牙…　Ⅱ.①穆…　②周…　Ⅲ.①种植牙—口腔外科手术—指南　Ⅳ.①R782.12-62

中国版本图书馆CIP数据核字（2022）第202725号

牙种植手术快速参考指南

Yazhongzhi Shoushu Kuaisu Cankao Zhinan

出 版 人：严奉强

责任编辑：丁嘉凌

装帧设计：友间文化

责任校对：李云柯

责任印制：彭海波

出版发行：广东科技出版社

　　　　　（广州市环市东路水荫路11号　邮政编码：510075）

销售热线：020-37607413

http://www.gdstp.com.cn

E-mail：gdkjbw@nfcb.com.cn

经　　销：广东新华发行集团股份有限公司

印　　刷：广州市盛和印刷有限公司

　　　　　（广州市黄埔区百合三街8号　邮政编码：510700）

规　　格：787 mm×1 092 mm　1/16　印张7　字数140千

版　　次：2023年1月第1版

　　　　　2023年1月第1次印刷

定　　价：108.00元

爸爸、妈妈，

我知道你们今天一定会为我而感到骄傲。

亲爱的妻子，

你是我一生的挚友，感谢你！

——穆罕默德 A. 马克苏德

原著作者

穆罕默德A.马克苏德（Mohamed A.Maksoud）毕业于波士顿塔夫斯大学（Tufts University）口腔学院，研究生期间主修牙周专科，并获得口腔科博士学位，曾在美国及国外多家口腔学院工作，目前就职于哈佛大学（Harford University）口腔学院。马克苏德博士是美国种植学理事会的认证理事，为国际牙种植学会（ICOI）院士。

马克苏德博士在牙种植领域曾发表多篇文章、参编多部著作，并多次在国内外牙科会议上作专题报告。马克苏德博士还积极参与国际教学研讨、继续教育培训，以及牙种植、组织工程领域的相关临床试验。

编译人员

主　审　陈松龄

主　译　周　苗　　赵　勇

参　译　李树祎　　江　穗　　马　霄　　肖汉耿
　　　　陈　静　　蔡永波　　徐　燕

前　言

牙种植学是当今口腔医学最为重要的学科,已然成为求知的源泉, 接受牙种植的患者人数也日益增加。牙种植学发展迅速, 在现今医学法律背景下, 所有医疗从业者, 尤其是正在开启口腔医学之路的牙医, 无论是独立行医, 还是团队协作, 都应熟悉牙种植学所带来的治疗模式的革新, 应用知识全面武装自己, 以技赋能, 提升自我。

本书以工具书的形式, 面向所有口腔医疗工作者, 助力他们成为牙种植的专家。本书通过大量图文, 清晰系统地描述了牙种植外科的各个方面, 内容涵盖病例选择、辅助诊断、外科原则、治疗方式、并发症等。本书撰写的目的是基于独特的版式设计形式为读者提供快捷、易于查询的导览指南, 部分章节末尾, 还专设临床建议栏目, 可作为口腔医学生和住院医师的教学参考, 也可作为牙种植入门的临床手册或口腔专科医师进阶的专业工具书。

目　录

第三章 手术治疗

第四章　补救性牙种植手术

第五章　医疗过失与并发症

第一章

病例选择与诊断

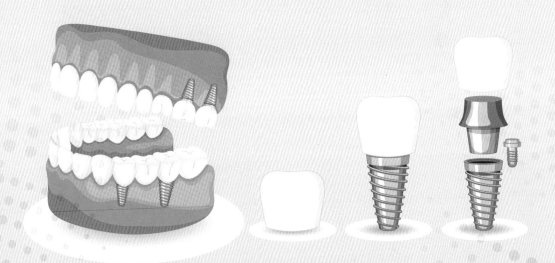

第一节　牙种植的注意事项

一、常规血液学检查 [1]

血液检测	正常值	临床意义
红细胞比容（HT）	女性：36%～46% 男性：42%～52%	降低：贫血 提示疲劳、呼吸困难、心动过速和呼吸急促
血红蛋白（HB）	女性：120～150 g/L 男性：140～170 g/L	降低：贫血 提示疲劳、呼吸困难、心动过速和呼吸急促
红细胞计数（RBC）	女性：（4～5.5）×10^{12}/L 男性：（4.5～6.2）×10^{12}/L	降低：贫血 提示疲劳、呼吸困难、心动过速和呼吸急促 升高：在慢性阻塞性肺病（chronic obstructive pulmonary disease, COPD）中，这可能意味着红细胞增多症，一种肺功能紊乱的代偿，使血液更黏稠、增加脑血管意外的风险
白细胞计数（WBC）	（5～10）×10^9/L	10×10^9/L：提示全身感染（不仅是局部感染）
血小板计数（PLT）	（100～300）×10^9/L	（300～500）×10^9/L：存在内出血风险
红细胞沉降率（ESR）	女性：1～25 mm/h 男性：0～17 mm/h	数值升高时应注意；用于诊断或追踪炎性疾病进展（如风湿性疾病）
肌酐	女性：44～97 μmol/L 男性：53～106 μmol/L	警惕检测值的升高，提示肾病或晚期肾病

续

血液检测	正常值	临床意义
钾	3.5～5.0 mmol/L	低钾：提示室性心律失常 高钾：提示室性心律失常和停搏
钙	2.1～2.6 mmol/L	低钙：提示骨质疏松症、肌肉痉挛或抽搐、组织钙沉积、心律失常或停搏 高钙：提示口渴、多尿、肾结石、肌张力减低、心动过速、心律失常或停搏
钠	135～145 mmol/L	低钠：提示体位性低血压、腹部痉挛、头痛、疲劳和虚弱 高钠：水肿和心动过速
空腹血糖（FBG）	3.9～5.5 mmol/L	5.6～6.9 mmol/L：提示空腹血糖受损（糖尿病前期） > 7 mmol/L：提示糖尿病
血清胶原蛋白C端肽	成年男性： 18～29岁 87～1200pg/mL 30～39岁 70～780 pg/mL 40～49岁 60～700 pg/mL 50～68岁 87～345 pg/mL 成年女性： 18～29岁 60～640 pg/mL 30～39岁 60～650 pg/mL 40～49岁 40～465 pg/mL	升高：提示骨质疏松症、骨质减少、原发性甲状腺功能亢进
碱性磷酸酶	30～120 U/L	升高：提示肝病、破骨作用、佩吉特病（Paget disease）、骨癌和骨质疏松症
凝血酶原时间（PT）	11～13 s	用于评估外源性凝血功能 延长：提示肝病、维生素K生成受损和手术创伤失血过多

续

血液检测	正常值	临床意义
部分凝血活酶时间（APTT）	因不同试验方法而异	用于评估内源性凝血功能和先天性凝血功能异常 延长：提示血友病A、血友病B、血友病C
国际标准化比（INR）	未行抗凝治疗：1 抗凝治疗的目标范围：2~3	用于评估外源性凝血功能；抗凝治疗时增高
出血时间（BT）	1~6 min	评估血小板质量：血小板减少时延长

【临床建议】

（1）血小板计数偏低、凝血试验结果异常（包括出血时间、凝血酶原时间、部分凝血活酶时间和国际标准化比异常），都是牙种植手术的禁忌证。尤其在上颌窦植骨手术中，可能出现不可控的出血。

（2）牙种植手术前应注意因口服或是系统性使用双磷酸盐导致的血清胶原蛋白C端肽异常。

（3）血液检查结果异常时，应咨询内科医生并附上检查报告。

二、美国麻醉医师协会（ASA）分级

1级：健康。

2级：患有轻微系统性疾病。

3级：患有严重系统性疾病。

4级：患有严重系统性疾病、有生命风险。

5级：不进行手术难以维持生命、濒死状态的患者。

6级：已宣布脑死亡的患者，器官将用于捐赠。

【临床建议】

（1）ASA分级指标为1级和2级的患者，可以在牙科诊所诊疗。

（2）ASA分级指标为3级和4级的患者，需要住院治疗。

三、与牙种植相关的全身疾病[1]

（一）硬皮病

1. 一种多系统功能障碍性疾病，累及皮肤和脏器（特别是肺、心脏和胃肠道），以炎症性、血管性硬化性改变为特征的全身性自身免疫性疾病。

2. 面部典型特征：面具样表情、薄唇、小口、舌下韧带硬化和舌体硬结。

3. 患者面部皮肤及口腔黏膜紧绷，妨碍牙科治疗，并会使修复体难以就位。

4. 关于硬皮病对牙种植治疗效果的影响，尚缺乏对比研究。

（二）口腔扁平苔藓

1. 一种常见的T细胞介导的自身免疫性疾病，病因不明，仅累及复层扁平上皮。

2. 口腔扁平苔藓被视为种植禁忌证，可能是疾病改变了口腔上皮在钛金属表面的附着能力。

3. 口腔扁平苔藓作为种植手术和长期成功的危险因素，尚无法正确评估。

（三）外胚层发育不良

1. 外胚层发育不良是一种遗传性疾病，其特征是一种或多种外胚层结构先天性发育不良。

2. 口内外均可发生，常见表现为毛囊稀少、眉毛稀疏、额部前突、唇前突、塌鼻、先天缺牙或无牙、锥形牙及牙间隙扩大。

3. 研究表明，外胚层发育不良行牙种植治疗的大多数案例是成功的。

4. 一些大样本病例系列研究报告了外胚层发育不良患者种植体的存活率和成功率，所有的研究报告均提示位于上颌骨的种植体存活率和成功率都显著低于下颌骨。

（四）干燥综合征

1. 一种累及外分泌腺（主要是唾液腺和泪腺）的慢性自身免疫性疾病，发病原因目前尚不清楚。

2. 干燥综合征常见症状包括极度疲倦、眼干（干燥性角结膜炎）、口干（口干燥症）。

3. 口干燥症可引起吞咽困难、严重的进行性龋齿、口腔感染。

4. 目前，尚无干燥综合征的根治手段，多为姑息治疗。

5. 关于干燥综合征患者牙种植的相关文献极少。目前尚无对照研究，仅有一篇涉及8名患者的病案报告。该研究中的8名患者均为女性，共植入机械加工表面的种植体54枚（上颌18枚、下颌36枚）。该研究发现7枚种植体（12.96%）在基台连接处没有骨结合；功能修复第1年，另有2枚下颌种植体脱落。按种植体数量计算，失败率为16.67%，8名患者中有4名出现至少1枚种植体脱落；按患者样本数计算，病例失败率达50.00%。

（五）克罗恩病

1. 一种特发性、慢性炎性胃肠道疾病，可累及口腔。

2. 病程交替出现活跃期和缓解期。

3. 克罗恩病患者牙种植的相关文献较少。一项回顾性研究随访了3名克罗恩病患者，二期手术之后1周，2名患者发生种植失败（10枚种植体有3枚脱落）。作者推测，抗原-抗体复合物的存在可能导致身体多个部位发生自身免疫性反应，包括骨-种植体界面；但对于这两名患者种植的早期失败，也存在其他危险因素，如幽闭恐惧症、吸烟和骨量不足。还有一项随访研究追踪了1982年至2003年接受牙种植的患者，评估全身和局部因素对种植早期失败的影响。结果显示克罗恩病与种植早期失败有明显关联，但作者没有提供克罗恩病患者接受种植治疗的确切人数，也没有提供这些患者种植失败的数量。在2003年11月至2005年6月，这个研究团队采用一种改良氧化钛表面的种植体，再次对各系统及局部因素对种植早期失败的影响进行了一项前瞻性研究，结果显示12枚植入克罗恩病患者的种植体中，11枚成功形成骨结合。

（六）器官移植（心脏、肝脏和肾脏）

1. 器官移植患者通常要接受长期免疫抑制治疗。所用药物通常是环孢素和具有抗炎特性的甾体类药物。多项动物实验表明，环孢素可能影响牙种植体周围的骨愈合，甚至破坏已经形成骨结合种植体的机械固位。

2. 心脏或肾移植患者牙种植的相关文献非常稀少，曾有一份个案报道肝移植6个月后的患者植入2枚种植体，使用10年后仍保持稳定。

（七）糖尿病、胰岛素治疗和糖耐量异常

1. 胰岛素依赖型糖尿病（1型糖尿病）为自身免疫反应破坏胰岛 β 细胞，导致胰岛素生成不足所致。非胰岛素依赖型糖尿病（2型糖尿病）是自身对胰岛素抵抗，或伴胰岛素代偿性分泌不足导致的糖代谢障碍。2型糖尿病通常与肥胖有关，种植治疗中常见于成年患者。

2. 糖尿病与多种全身性并发症有关，包括视网膜病变、肾病、神经病、微血管疾病、大血管疾病、伤口愈合不良等。

3. 口干燥症、龋齿和牙周炎等口腔疾患与糖尿病相关。糖尿病患者易患牙周炎，其原因是糖尿病对炎症机制和细胞凋亡的不良影响，造成机体防御功能失调、伤口不易愈合、微血管病变等问题。

（八）骨质疏松症

1. 骨质疏松症患者骨量下降，骨密度降低，骨折风险增加。临床研究发现，没有发生骨折的患者也可能存在明显骨量下降；而许多骨折患者，其骨量却可能与对照组水平相当。因此，根据骨量减少与非暴力性骨折定义的骨质疏松症并不完全是同一个意思。此外，全身骨骼与上下颌骨的骨量之间关联性证据有限。

2. 世界卫生组织基于双能X线吸收法测定骨密度制定了骨质疏松症诊断标准：如果骨密度水平低于年轻人平均数的2.5个标准差，即可诊断为骨质疏松症。

（九）使用双磷酸盐药物的疾病

1. 双磷酸盐能降低甚至抑制破骨细胞功能，可用于治疗导致骨吸收异常的各种疾病，包括多种影响骨组织的恶性肿瘤，如多发性骨髓瘤、乳腺癌和前列腺癌骨转移。

2. 由于骨小梁形成受阻，全身使用双磷酸盐和甾体类药物的患者不适合进行牙种植。

四、牙种植相关疾病的临床建议

疾病	外科注意事项	临床建议
糖尿病	食物摄入受限导致的低血糖	辅助使用抗生素 调整胰岛素剂量 使用甾体类药物
骨质疏松症	成骨抑制可能造成颌骨骨折	通过血钙水平评估骨丧失的严重程度
维生素D缺乏症	骨小梁减少	
甲状腺功能亢进和骨纤维性结构不良	影响骨小梁结构玻璃样变	尽量增加种植体的数量和长度 选择保守的手术入路 延长骨结合愈合期 渐进式负重 骨增量和上颌窦植骨（加大自体骨与异体骨/异种骨的比例，以增加植骨活性）
佩吉特病和多发性骨髓瘤	棉絮状骨 血清碱性磷酸酶血钙水平增高	不能种植
硬皮病	小口畸形、口腔黏膜紧绷	不能种植
口腔扁平苔藓	黏膜的自身免疫性炎症	不能种植
干燥综合征	口干燥症	不能种植
克罗恩病	黏膜的自身免疫性炎症	不能种植
肝脏、肾脏和胰腺移植	免疫抑制剂环孢素影响种植体-骨界面的骨愈合	不能种植
心血管疾病	血液稀释剂	监控并调整
艾滋病	免疫缺陷、口干燥症	不能种植
全身性使用双磷酸盐和甾体类药物	骨小梁缺乏	不能种植

第二节　影像学检查[2-4]

一、影像学检查方法介绍

多种影像学检查可用于种植位点的术前评估。每种方法都有其适应证、优点和缺点。但对于牙种植治疗计划的制订，尚无完美的影像学检查方案。

（一）X线平片

1. 通过一个固定的放射源和接收板获得的投影图像。

2. 平片影像体现被X线束穿过的全部物体。图像受不同的放大率、几何形变和解剖重叠的影响。

口内X线摄影

1. 根尖片检查可显示局部的牙槽区域，影像对比度和解析度高，失真最小。

2. 使用胶片夹持器所获得的影像视野可显示垂直向和前后边界内的牙槽嵴，以及邻近的解剖结构。

3. 根尖片检查是种植位点初步评估最常用的、最廉价的影像学方法。根尖片成像质量高度依赖操作者的技术，也需要患者配合得当，才能尽量减小影像形变。

4. 根尖片检查最大的局限是不能观察牙槽嵴的横截面情况，也不能获取骨量信息。

5. 咬合片检查可展示剩余牙弓的大致形状以及牙槽嵴的最大颊舌径。咬合片检查可作为根尖片检查的补充。但是，咬合片提供的信息有限，不适合用于种植位点的评估。相比而言，研究模型对于种植位点的评估还更为有用。

X线头影测量片

1. X线头影测量片可从侧面显示上下颌牙弓前后向和垂直向的二维图

像。中线处缺牙间隙可显示出横断面的影像，可用于评估前牙区牙槽嵴的颊舌向宽度和垂直向高度。X线头影测量的设备较为普及，获取影像相对容易，成本低。

2. 因为只能提供中线部位均匀放大的图像，X线头影测量片在牙种植的应用有限。尽管斜侧或侧面投照可以显示前外侧段牙弓，但由于邻牙重叠，缺牙区图像常模糊不清。

（二）口腔全景片

1. 口腔全景片可提供下牙槽神经管和上颌窦的信息，能显示出口内根尖片所不能显示的病理状况。

2. 口腔全景片提供双颌牙弓的信息，是一种成本较低且常见的检查方法，可用于种植治疗的初步诊断和计划制订。

3. 通过已知大小的阻射标志计算放大比率，可在口腔全景片的特定位置测量牙槽嵴的垂直高度。

4. 影响口腔全景片测量可靠性和准确性的因素较多，包括患者姿势不当，设备固有偏差，牙弓形状与聚焦槽和投照角度的不适配等。

5. 口腔全景片的主要局限是不能进行颊舌向评估，因此不能作为牙种植影像评估的唯一方法。

（三）断层成像

1. 断层成像技术可生成高清的薄层图像。该图像是由常规断层成像、基于全景的断层成像、计算机断层扫描（computed tomography，CT）和锥形束计算机断层扫描（cone beam computed tomography，CBCT）拍摄形成的。

2. CT扫描仪是医院和医学影像科的常用设备。

3. 断层成像也可采用磁共振（magnetic resonance，MR）技术获得。

4. 断层成像失真小、生成厚度均匀、放大倍率统一的多个连续图像（切片）。图像可以进行三维重建。

5. 牙种植使用断层成像的优势在于它基本消除了解剖结构的重叠。

常规断层图像

1. 在常规断层扫描中，X线源和接收器以固定支点同步反向移动，这导致成像平面（过支点的平面）以外的结构模糊。该技术为牙种植提供了两个维度的均匀放大图像，通常是矢状位和冠状位（横截面）。这种技术的局限性在于仅能观察单个牙弓的受限区域（几颗牙齿）。

2. 只能对特定区域之内的目标物进行对焦。通常需要带阻射标志物的支架确认成像部位的位置。

3. 由于对焦区域以外物体的成像模糊，通常很难识别结构和判读图像。

基于全景的断层成像

1. 一些全景装置通过移动X线源和接收器来生成平面或曲面（扫描图）断层图像。不同装置所使用的解剖定位方法、断层切片的数目和厚度以及图像放大率存在明显差异。

2. 成像范围常远超目标区域，由于模糊等原因，反而无法充分展示目标区域。虽然该技术对特定位点的初步评估是有帮助的，但很费时间，单颌或双颌种植评估需要多次检查。

计算机断层扫描

1. 计算机断层扫描（CT）主要使用扇束辐射和探测器阵列，通常使用单一扇束辐射源。操作者可自定义选择空间分辨率、视野和图像清晰度，将收集的数据进行多平面或体积重建。多平面重建可在不同平面（矢状面、冠状面、轴向或在中间的任何平面）以不同层厚（0.1 mm至几毫米）进行。图像无拉伸，尺寸精确性高，软组织和硬组织对比度和分辨率高。

2. CT成本相对较高，并且通常只在大型医院和医学影像中心使用。

锥形束计算机断层扫描

1. 锥形束计算机断层扫描（CBCT）与计算机断层扫描（CT）不同，前者采用单一锥形束辐射（而不是计算机断层扫描使用的扇形束）。CBCT使用单个相对便宜的平板或图像增强辐射接收器。

2. X线源和接收器固定于一个旋转平台。X线源和接收器围绕被扫描的物体旋转180°或更大的角度，获取多个连续平面投影图像，通过数学计算重建容积数据。

3. 现在许多CBCT装置都是多模式的，提供全景和头影测量成像。大部分设备体积适合在口腔诊所中放置，与常规基于全景的断层成像设备一样易于操作，可对目标区域准确对焦，以减少患者辐射暴露，并可生成亚毫米分辨率的高质量图像。虽然空间分辨率高，但存在散射等因素，CBCT图像有一定的噪点。

4. CT和CBCT容积数据可通过医学数字成像和通信（digital imaging and communications in medicine，DICOM）格式导出，导入专门用于种植治疗设计的第三方软件。该类软件可以创建各种三维模型、横截面图像，方便对手术区域进行立体观察，模拟手术，并可用于计算机辅助手术。

5. 与常规成像方法比较，采集和利用容积数据可用于更复杂的分析，并扩展了治疗方案的选择，从而获得更满意的修复效果。

6. 在牙种植的应用中，CBCT与CT相比的一个主要优势在于设备价格低廉；另一个优点是，CBCT配套设计应用软件的易用性。而与平片、全景片和其他一些横截面放射成像方法相比，CT和CBCT的主要缺点是辐射暴露大、检查费用高。

CBCT的优点	CBCT的缺点
·多平面重建 ·与其他三维成像模式（如常规CT）相比，辐射暴露较小 ·快速有效的办公模式 ·交互式治疗规划 ·适用于骨移植评估 ·可进行计算机辅助手术	·软组织观察受限 ·与口内平片和全景片相比，某些CBCT辐射暴露较大 ·骨密度测量受限 ·有金属伪影（如烤瓷熔附金属冠、牙种植体） ·使用第三方软件和三维模型需额外费用 ·设备昂贵、成本高

磁共振成像

1. 磁共振成像（而非电离辐射）可以产生横截面图像（适合于种植治疗计划）。

2. 磁共振成像的局限包括扫描次数增加、牙医不熟悉磁共振图像和费用较高。

二、影像学检查的方法对比

检查方法	工作模式	放大率是否有畸变	辐射量	是否适合在诊所放置	在牙种植中的优缺点
根尖片	单一X线管头	无 单个牙齿区域	低	是	仅适用单牙种植
全景片	X线环形摄影	有畸变 颞骨茎突与上颌窦、下颌骨重叠 前牙与颈椎重叠	中	是	只用于诊断目的
咬合片	单一X线管头	无 仅限于咬合平面视图	低	是	无
CT	多源扇形束投射 多层图像三维重建	无	高	否	高辐射 高成本 使用不便
CBCT	单源锥形束投射 三维重建	无	低	是	低成本 使用方便 辐射相对较低
MR	磁共振成像	无	无	否	无
头影测量	单一X线管头	有	高	是	无

（一）数字放射影像学中使用的术语

像素（pixel）：在屏幕上显示的图片在二维网格中最小可控元素。

体素（voxel）：在屏幕上显示的图片在三维网格中最小可控元素。

医学数字成像和通信格式。

视野（field of view，FOV）。

15.24 cm（6英寸）视野：生成1/6牙列至单个牙弓的图像。

22.86 cm（9英寸）视野：生成牙列和眼眶的图像。

30.48 cm（12英寸）视野：生成整个颅骨的图像。

（二）CBCT在颌面部的适应证

1. 评估在颌骨特定部位植入牙种植体的可行性，以确保采取预防措施，减少下牙槽神经、上颌窦和鼻黏膜损伤的风险。

2. 评估已植入种植体的状况。

3. 颞下颌关节的硬组织检查。

4. 检查骨组织异常。

5. 评估牙槽嵴的吸收程度。

6. 正畸治疗前的相关解剖结构评估，如阻生尖牙和智齿。

7. 面部对称性检查（头影测量）。

8. 气管间隙评估（睡眠呼吸暂停综合征）。

9. 骨性结构的三维重建或制作颌面部的实体模型。

10. 下颌阻生牙，尤其是下颌智齿拔除术前下牙槽神经的位置评估。

（三）CBCT和牙科X线片的对比

CBCT	牙科X线片
·CBCT提供精确的颌骨空间图像 ·CBCT还可提供横截面（颊舌向）、轴向、冠状面、矢状面和全景图像 ·使用CBCT可进行解剖结构的分割，如左右髁突	·相比之下，全景片存在放大和失真（失真是指图像不同部分的不均一放大）；虽然只要知道放大倍率，图像放大并不是一个问题，但全景片的失真使得其用于测量时极为不可靠 ·全景片提供单一维度的图像，即近远中和前后向视图；在全景片中，X线管和接收器间的所有结构的图像是重叠的

（四）CBCT和断层成像的对比

CBCT	断层成像
·根据扫描的范围和图像质量要求不同，每次CBCT耗时10~40 s，CBCT更适合骨质评估 ·设备更加小型化 ·CBCT有更好的空间分辨率（如更高的像素） ·无特殊的电气要求 ·无需地板加固 ·房间无需冷却 ·设备操作、维护简单，几乎不需要技术人员培训 ·CBCT制造商和供应商为拓展医疗市场进一步完善产品，更好地满足了口腔医生对产品优化的需求 ·CBCT时，大多数患者可取坐位，而CT时患者需要取仰卧位 ·CBCT时，基本无须担心幽闭恐惧症的发作，大大提高患者舒适性和接受度 ·多数学者认为，站立位行颞下颌关节CBCT检查时，关节状态更接近实际情况 ·机器成本低，患者负担小 ·部分CBCT可同时进行上下颌骨成像 ·CBCT辐射剂量比CT小	·断层成像提供直接的（而非重建）横截面、矢状面和冠状面图像 ·普通断层成像比计算机断层成像（CT）需要更多时间，因此，对于久坐或保持静止体位有困难的患者进行断层成像是比较困难的 ·普通断层成像设备的成本是CT的1/6~1/4 ·普通断层成像对比度分辨率较低，对组织（如骨头、牙齿和软组织）辨别能力较差

三、牙种植影像学检查的原则及临床建议

1. 图像应有较好的质量以便于诊断，不应包含影响解剖结构的人工制品。

2. 检查范围不仅包括直接目标区域，还应包括可能被种植体影响的区域。

3. 操作者应接受设备操作培训，并且具有判读图像的能力，可通过参加继续教育课程获得相应培训。培训内容应包括正常颌面部解剖、常见解剖变异及疾病和异常的影像学特征。由于视野内结构的复杂性，进行CT和CBCT的使用培训尤其重要。

4. 根据不同阶段的治疗目的，选择合适的检查方法。检查方法的选择应基于专业判断。专业判断可因临床医生的技术、能力、知识和经验而异。

5. 应慎重考虑临床和解剖的复杂性、并发症的潜在风险和治疗的美学效果。

（一）初步检查

初步影像学检查的目的是评估余留牙列的总体状态，确认缺牙的位置和性质，明确目标区域内的解剖异常和病变。

临床建议1	临床建议2	临床建议3
全景片可以用于牙种植患者的初步评估	口内根尖片检查可作为全景片的补充	在初步检查中，不要使用横截面成像，包括CBCT

（二）术前检查

1. 评估残余牙槽嵴（residual ridge，RAR）的形态，如骨垂直高度、水平宽度和缺隙近远中距离等，可用于判断种植体植入的骨量。这些信息必须与种植体数目和尺寸相匹配。中度的垂直或水平骨缺损可在种植手术时同期纠正，而严重的骨缺损需要预先进行手术重建，如牙槽嵴增量术等。

2. 若牙槽骨垂直向的外形结构不规则，可能需要在术前或同期进行牙槽骨成形术。

3. 骨皮质和骨松质（骨小梁）应提供种植体足够的稳定性（这对骨结合是必需的）；骨质量差，则不能维持种植体稳定性。1985年，基于影像学检查和肉眼观察所提出的四分类法是目前最常用的骨质分类评估方法。正确的骨质评估是选择手术方法、种植体（即长度、直径和类型）以及负重方案的前提。

4. 明确残余牙槽嵴的形态。残余牙槽嵴的方向和外形可能会影响种植体的排列，从而妨碍上部修复体的合理设计。这在下颌骨（存在下颌下腺窝）和上颌前部（存在唇侧皮质骨倒凹）最为重要。

5. 判断限制种植体植入的局部解剖或病理情况。在上颌骨时，包括上颌切牙区（鼻腭窝、鼻腭管和鼻窝）、尖牙区（尖牙窝和鼻窝）和前磨牙/磨牙区（上颌窦底）；在下颌骨时，包括切牙区（舌孔）、尖牙/前磨牙区（颏孔）和磨牙区（下颌下腺窝和下颌神经管）。

6. 以影像数据为基础的修复设计。成功的种植治疗需要考虑外科和修复因素。根据影像数据制订修复计划，可进一步制作手术导板，以引导手术进程和种植体植入。这种引导式手术的临床优点较多，如可增加术者信心、减少手术时间等，其应用日趋广泛。引导式手术通常需要DICOM格式的影像数据。将这些数据导入设计软件程序，医生可利用交互式的手术和修复辅助工具便捷地进行复杂种植手术的模拟。

临床建议4	临床建议5
·利用目标区域的垂直截面评估种植位点 ·常规断层扫描可提供横截面信息，但其技术要求更高，图像比CBCT较难判读 ·CBCT通常比CT辐射剂量低	·CBCT可用于种植位点评估 ·与其他影像学检查一样，在满足检查需求的前提下，CBCT检查也应尽量减少患者的辐射暴露，因此需要仔细选择参数和视野；视野根据目标区域进行选择，但不应仅包含种植体邻近部位，还应包括上颌窦或对侧牙弓等结构；没有CBCT时，在尽量减少辐射暴露的前提下也可选择CT ·在骨移植前使用CBCT有助于确定受区和供区的部位，从而优化手术方案，减少创伤；CBCT是目前评估残余牙槽嵴体积和形态的最佳方法

临床建议6	临床建议7
种植前需骨增量或组织重建时应行CBCT，如：①上颌窦提升术；②块状或颗粒骨移植；③上颌升支或正中联合的植骨；④特定区域内阻生牙的评估；⑤陈旧性创伤的评估	骨增量或重建术（如牙槽嵴保存和植骨术后）后、种植手术前，患者应行CBCT

（三）术后检查

1. 种植体植入术后检查的目的是确认种植体的位置。

2. 在维护期，影像检查用于评估骨结合的状况和种植体周围骨高度。

临床建议8	临床建议9
在没有临床症状或体征时，口内根尖片可用于种植体的术后评估；对于种植范围广泛的病例可以采用全景片	只有当种植体松动或患者感觉异常时，特别是在下颌后牙区，需采用横断面影像检查（尤其是CBCT）

临床建议10

无症状种植体定期检查不需要使用CBCT；无论是生物学还是机械因素造成的种植失败，都需要对现有缺损进行完整评估，制订种植体取出或补救手术计划，如牙槽嵴保存或骨增量手术，并预估手术效果和对邻近结构的影响

临床建议11

如果计划取出种植体，应考虑横断面影像检查，以CBCT为佳

临床建议12

- CBCT必须根据患者的病史、临床检查和个性化需求进行合理选择，保证患者的获益大于辐射的潜在风险，特别是儿童和青少年，以及大视野扫描；由于CBCT所提供的三维信息无法被其他二维影像技术所替代，因此在没有检查前无法预估这些信息是否有助于治疗
- 根据已有的证据和三维影像的特点，目前的共识是CBCT可用于牙种植或骨增量的术前检查；当常规影像检查不能满足解剖三维结构的评估要求时也可选择，如以下情况：

  a. 计算机辅助种植，包括非翻瓣技术（如交互式治疗计划的制订、手术导板和导航系统）

  b. 美学高度敏感区域、牙槽嵴倒凹、倾斜、骨质骨量不足、邻近关键解剖结构或根间间隔不足

  c. 复杂植骨手术的术前术后评估（如上颌窦提升术、牙槽嵴劈开和骨块植骨等）

  d. 疑似颌骨外伤或相关病史、异物、颌面部损伤、发育缺陷等

  e. 种植术后并发症的评估（如术后感觉神经损伤、骨髓炎和急性鼻窦炎）
- 应尽可能选择小视野并判读全部图像

临床建议13

- CBCT的使用需要特定的知识技能，而直到最近，相关的教学才加入本科或研究生课程中；牙种植临床医生应了解三维信息在诊疗中的应用，熟悉交互式诊疗规划软件的使用
- 三维成像技术并不能超越外科和修复的基本原则
- 临床医生应了解检查前的准备工作：诊断蜡型、𬌗架分析和扫描导板的使用有助于提高CBCT对于种植或种植植骨的诊断价值；使用扫描和手术导板有助于提高手术精确性、减少术后不适，也有助于后期修复

第三节 外科手术导板[5-7]

一、外科手术导板的分类

（一）殆面开孔手术导板

如图1-1所示，按照理想情况排牙，然后在树脂牙的殆面开孔，以保证理想的种植体植入位置和角度。先锋钻通过这个开孔达到导板下方组织，并在牙槽骨内制备定位孔。翻瓣后，根据定位孔继续备洞，并完成种植体植入。缺点是翻瓣后导板就不能再使用，不方便观察种植体的轴向。导板的颊侧翼可以去除，以便医生判断是否需要植骨。这种导板也可以作为临时牙在骨愈合期佩戴，但导板的组织面需要修整以确保在愈合期佩戴时对牙槽嵴顶无压力。导板的开孔位置还应考虑牙冠是采取螺丝还是黏接固位。

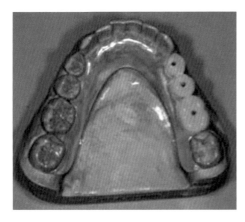

图1-1 带有殆面开孔的手术导板

（二）无义齿透明手术导板

如图1-2所示，此类型导板按理想情况排牙，然后依排牙的外形制作。导板允许翻瓣并观察下方的骨组织，也可从唇颊侧观察牙龈位置，有助医生判断植骨的必要性，以提供适当的组织支撑或重建牙间乳头。这种导板也可在一期手术时用作托盘，制备在二期手术后佩戴的临时义齿。

（三）含钡义齿手术导板

如图1-3所示，导板通过限制扩孔钻的进钻位点和角度进行引导，义齿内掺有阻射的钡剂，专门用于CBCT检查诊断。

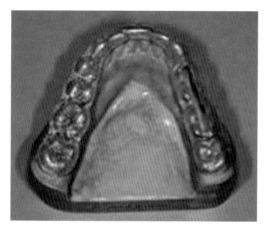

图1-2　无义齿透明手术导板

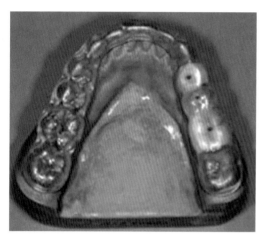

图1-3　含钡义齿手术导板

（四）带套管的透明手术导板

如图1-4所示，此类导板用于引导钻骨，设计的金属套管可更精确地限制钻头的方向。导板无唇侧翼，仅有舌侧翼，方便翻瓣以观察下方骨组织，医生从唇侧可直观判断种植体备洞的角度。单牙种植、全颌种植、全景片的辅助检查等都可以用这种导板。早期计划阶段可用导向钉，便于视觉参考，方便医生由唇颊侧观察牙龈位置，有助医生判断颗粒状或块状植骨的必要性，以提供适当的组织支撑或重建牙间乳头。这种导板在一期手术时可以作为托盘使用，为二期手术制作临时义齿做准备。

（五）无舌侧翼透明手术导板

如图1-5所示，这种类型的导板用于平行引导，不使用固位钉，且无舌侧翼。

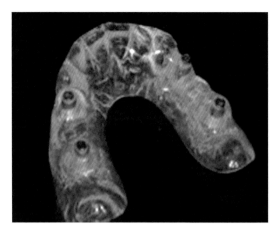

图1-4 带套管的透明手术导板

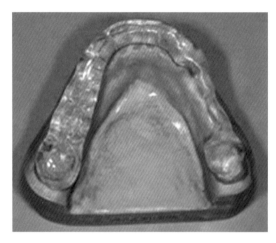

图1-5 无舌侧翼的透明手术导板

（六）无牙颌透明手术导板

如图1-6所示，杆卡或个性化基台支持的覆盖义齿进行牙种植时，采用此类导板。

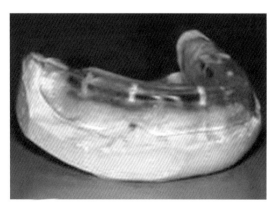

图1-6 无牙颌透明手术导板

（七）对颌钉定位手术导板

如图1-7所示，如果不希望导板影响手术区域，可采用此型导板。导板固定于对颌，通过定位钉指示种植位点。

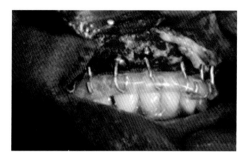

图1-7　对颌钉定位手术导板

二、各类手术导板的比较

手术导板	入路孔径大小	能见度	是否能术中改变植入计划	是否能术中决定植骨的必要性	是否能用作放射导板	是否能用来制取印模	是否能用作愈合期临时义齿
1型：𬌗面开孔手术导板	只能用先锋钻	有限制	否	是	是	否	是
2型：无义齿透明手术导板	任意钻直径	无限制	是	是	否	是	否
3型：含钡义齿手术导板	任意钻直径	有限制	否	是	是	否	是
4型：带套管的透明手术导板	只能用先锋钻	有限制	否	是	是	否	否
5型：无舌侧翼透明手术导板	任意钻直径	无限制	是	否	否	否	否
6型：无牙颌透明手术导板	只能用先锋钻	有限制	否	否	否	否	否
7型：对颌钉定位手术导板	任意钻直径	无限制	是	是	否	否	否

三、临床建议

1. 手术导板的孔径应与种植钻针的直径相匹配。

2. 患者需佩戴手术导板于外院行CBCT或CT检查时，应教会患者如何佩戴。让患者学会识别上、下颌手术导板。

参考文献

[1] MISCH C E. Contemporary Implant Dentistry[M]. 3rd ed. Amsterdam: Mosby Elsevier, 2008.

[2] TYNDALL D A, PRICE J B, TETRADIS S GANZ S. Position statement of the American Academy of Oral and Maxillofacial Radiology on selection criteria for the use of radiology in dental implantology with emphasis on cone beam computed tomography[J]. Oral Surg Oral Med Oral Pathol Oral Radiol,2012,113(6): 817－826.

[3] HARRIS D, HORNER K, GROENDAHL K, et al. EAO guidelines for the use of diagnostic imaging in implant dentistry 2011: a consensus workshop organized by the European Association for Osseointegration at the Medical University of Warsaw[J]. Clin Oral Implants Res, 2012,23:1243－1253.

[4] HARRIS D, BUSER D, DULA K, et al. EAO guidelines for the use of diagnostic imaging in implant dentistry[J]. Clin Oral Implants Res, 2002,13:566－570.

[5] MONSON M L. Diagnostic and surgical guides for placement of dental implants[J]. J Oral Maxillofac Surg,1994,52:642－645.

[6] BECKER C M, KAISER D A. Surgical guide for dental implant placement[J]. J Prosthet Dent,2000,83:248－251.

[7] ALMOG D M, TORRADO E. Fabrication of imaging and surgical guides for dental implants[J]. J Prosthet Dent,2001,85:504.

第二章

外科原则与方法

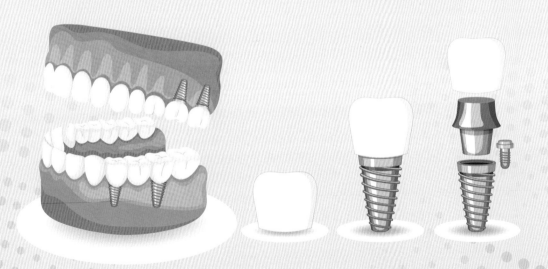

第一节　刷手与穿手术衣[1]

一、刷手前的准备

1. 确保皮肤和指甲干净，修剪指甲，修净甲小皮。
2. 检查双手有无划破或擦伤，确保皮肤没有开放性创口或开裂。
3. 确保帽子盖住头发。
4. 调节水温至舒适。
5. 指甲不应超过指尖，以免刺穿手套。
6. 取下所有首饰。
7. 戴口罩，确保贴合并感觉舒适。

二、外科刷手方法

（一）按时间分类

按时间分类，外科刷手方法分为两种，一是彻底刷手，二是快速刷手。

1. 彻底刷手需要5~7 min，在第一次穿手术衣和戴手套前应彻底刷手。如果手套在穿手术衣之前脱掉、手套破损、双手被污染，以及任何紧急外科手术之前，都应彻底刷手。

2. 快速刷手大约需要3 min，用于戴上手套后杀灭残余手套孔洞中并快速繁殖的细菌。

（二）机械刷洗

用刷子机械清洁手指、手掌、手背和手臂。

三、刷手的步骤

1. 打开水龙头，取消毒液。
2. 刷手前先洗手。
3. 用流水清洁手指。
4. 刷洗双手，包括指尖。

5. 刷洗左前臂和肘部。

6. 冲洗刷子，转到另一只手。

7. 刷洗右前臂和肘部。

8. 冲洗。

9. 按部位计数，彻底刷手。

10. 每只手的指甲刷30次，每个手指的两侧各刷20次，手背刷20次，手掌刷20次，前臂刷20次。刷洗方向均应保持纵向。

11. 彻底冲洗。

12. 如果水龙头是手控的，应用刷子关掉水龙头。

13. 刷手后保持双手抬高至心脏水平的姿势进入手术室，不接触任何东西，否则视为污染，需要再次刷洗。

四、擦干手

1. 从刷手区域进入手术室，到无菌台的后方。

2. 微微前倾，从无菌包顶部拿起擦手巾，后退。

3. 打开擦手巾，对折。

4. 不要让擦手巾接触任何未消毒物体，保持手臂远离身体。

5. 抓住擦手巾的一端，采用旋转的方式吸干另一只手的水迹。

6. 从指尖擦到肘部。

7. 不要返回已擦部位。

8. 彻底擦干手指、前臂和上臂。

9. 抓住手巾的另一端，按上述步骤擦干另一只手和手臂。

五、穿手术衣

（一）穿闭合式袖口手术衣

1. 叠好的手术衣内侧面向手术者，以便手术者拿起和穿手术衣时，无需接触手术衣外表面。

2. 如果穿手术衣时接触外表面，手术衣视为污染。

3. 手术者应牢记其双手不是无菌的，只是清洁的。

4. 如果擦洗后的手和手臂低于腰部水平或接触身体，应视为被污染。

5. 单手整体拿起无菌包中的手术衣，只能接触最上层的内侧面。

6. 展开手术衣时，将手术衣保持在胸部水平，远离身体，以便保证无菌操作，避免污染。

7. 抓住内侧面肩缝，袖孔面向手术者，展开手术衣。

8. 手臂滑入袖子，保持双手在肩部水平，远离身体。

9. 举手使手术衣不接触地板。

10. 在巡回护士的帮助下，手臂伸入手术衣袖子中。

11. 当指尖快从袖口伸出时，用拇指和食指抓住袖口内侧缝。

12. 注意此时手的任何部分都不能从袖口中伸出。

13. 此时巡回护士继续协助，抓住手术衣内侧面肩缝，放在手术者肩膀上方。

14. 然后巡回护士系紧手术衣；可用扣环或打结来固定衣领和背部。

15. 巡回护士在手术者背后的腰部水平系紧手术衣，以防止手术衣背后的污染表面与手术衣前面接触。

（二）穿开放式袖口手术衣

1. 操作步骤与"穿闭合式袖口手术衣"相同，但无需抓住袖口内侧缝，允许双手从袖口伸出。

2. 手术者和巡回护士必须小心手术衣袖口在手腕上不要拉得太高。

3. 袖口的边应在手腕的远端。

（三）系手术衣

1. 戴上手套，准备在巡回护士的帮助下系手术衣。

2. 握住纸扣环，不要拉。

3. 轻轻地解开纸扣环，另一只手握住另外的一根衣带。

4. 握住此衣带，把纸扣环交给巡回护士。

5. 转身，巡回护士拉住纸扣环。

6. 衣带打结。

六、脱手术衣

解开衣带，脱下手套，然后脱下手术衣。

七、临床建议

1. 以上流程适用于医院手术室及门诊。
2. 在牙科诊所，多个种植体植入或侵入式手术时推荐上述流程。

第二节　手术记录

手术记录是外科医生对手术执行过程精确的、描述性的综合记录，是患者档案的重要组成部分，具有法律效力，也是审查医疗工作的参考资料。手术记录是未来处理并发症的重要依据。对于涉及骨和种植体等侵入式操作，手术记录是临床实践的一个关键内容。

一、手术记录的主要内容

1. 手术日期。
2. 患者姓名。
3. 外科医生姓名。
4. 助手姓名。
5. 术前诊断。
6. 术后诊断。
7. 手术步骤。
8. 手术详细步骤。
9. 术前用药。
10. 结束时间。
11. 麻醉。
12. 切口。
13. 翻瓣。
14. 手术导板。
15. 种植体。
16. X线片。

17. 缝线。

18. 术后医嘱。

19. 用药。

20. 患者离室状态。

二、临床建议

1. 详细的手术记录将为所有参与种植治疗的临床医生提供重要参考。

2. 对于医疗纠纷，手术记录是有效的法律文件。

3. 详细内容可参考第六章第二节手术记录模板。

第三节 牙种植的常用药物

一、疼痛管理

（一）轻度疼痛用药

药品名称	主要成分	剂量	用法
美林	布洛芬	800 mg	每次1片，每天3次
氨酚曲马多	曲马多和对乙酰氨基酚	曲马多37.5 mg和对乙酰氨基酚325 mg	每4～6小时2片，每天不超过8片
泰诺3	对乙酰氨基酚和可待因	对乙酰氨基酚300 mg、咖啡因15 mg和磷酸可待因30 mg	每4小时1片，每天不超过6片
维柯丁	氢可酮和对乙酰氨基酚	氢可酮5 mg和对乙酰氨基酚300 mg	每4～6小时1片，每天不超过8片
维柯丁ES	氢可酮和对乙酰氨基酚	氢可酮7.5 mg和对乙酰氨基酚300 mg	每4～6小时1片，每天不超过6片
氨酚氢可酮	氢可酮和对乙酰氨基酚	氢可酮5 mg或7.5 mg和对乙酰氨基酚500 mg	每4～6小时1片，每天不超过8片

（二）剧烈疼痛的用药

药品名称	主要成分	剂量	用法
维柯丁HP	氢可酮和对乙酰氨基酚	氢可酮10 mg和对乙酰氨基酚300 mg	每4~6小时1片，每天不超过6片
羟考酮	羟考酮	5 mg	每4~6小时1片，每天不超过6片
扑热息痛	羟考酮和对乙酰氨基酚	羟考酮2.5 mg、5 mg、7.5 mg或10 mg和对乙酰氨基酚325 mg	每4~6小时1片，每天不超过6片
泰勒宁	羟考酮和对乙酰氨基酚	羟考酮5 mg和对乙酰氨基酚500 mg	每4~6小时1片，每天不超过6片
地劳迪德	氢吗啡酮	2 mg、4 mg或8 mg	每4小时1片
德美罗	哌替啶	50 mg或100 mg	每4小时1片

二、抗菌药物

药品名称	主要成分	剂量	用法
阿莫西林	阿莫西林	500 mg	每天3次，每次1片
奥格门汀	三水合阿莫西林250 mg、500 mg或875 mg和克拉维酸钾125 mg	以阿莫西林计250 mg、500 mg或875 mg	每天3次，每次1片（250 mg或500 mg）；每天2次，每次1片（875 mg）
凯复力	头孢氨苄	250 mg、500 mg或750 mg	每天4次，每次1片
克林新	克林霉素	300 mg	每天4次，每次1片
希舒美	阿奇霉素	500 mg	每天1片，连续3天（用于鼻窦感染）
氯氟喹	左氧氟沙星	250 mg或500 mg	每天1片，连续10天

三、上颌窦细菌感染

同种异体移植物感染的病原菌	上颌窦提升术的术前用药	感染
金黄色葡萄球菌（*staphylococcus aureus*）草绿色链球菌（*viridans streptococci*）拟杆菌（*bacteroides*）	左氧氟沙星：术前1小时500 mg，然后每天1次，连续10天 阿莫西林：术前1小时500 mg或1 g，然后每天3次，连续7天 头孢菌素（头孢克洛）：术前1小时500 mg或1 g，然后每天4次，连续7天 克林霉素（克林新）：术前1小时150 mg或300 mg，然后每天3次，连续7天	上颌窦提升术后3天的感染率为3% 广谱抗菌 考虑病原菌的培养鉴定

四、口干燥症[2-3]

（一）病因

1. 药物。

2. 头颈部神经损伤，腺体失神经支配。

3. 干燥综合征。

4. 糖尿病。

5. 艾滋病。

6. 吸烟、酒精或咖啡因。

7. 放射治疗。

8. 唾液腺恶性肿瘤。

9. 结缔组织病。

10. 类风湿性关节炎。

11. 系统性红斑狼疮。

12. 系统性硬化症。

13. 混合性结缔组织病。

14. 原发性胆汁性肝硬化。

15. 血管炎。

16. 慢性活动性肝炎。

17. 骨髓移植。

18. 肾透析。

19. 焦虑症或忧郁症。

（二）与口干燥症有关的药物

1. 镇痛药（中枢神经系统阿片类药物）。

2. 非甾体类药物。

3. 抗高血压药。

4. 镇静和抗焦虑剂。

5. 抗惊厥药。

6. 抗帕金森病药。

7. 食欲抑制药物。

8. 抗组胺制剂。

9. 利尿剂。

10. 肌松药。

11. 戒烟药。

12. 支气管扩张剂。

13. 眼科制剂。

（三）口干燥症的临床表现

1. 口干和眼干。

2. 口腔烧灼感或疼痛，味觉改变或味觉丧失。

3. 吞咽时需用水辅助。

4. 吞咽干的食品困难。

5. 腮腺进行性肿大。

诊断	处置
·问诊： 　平时口腔是否经常感觉干燥？ 　进餐时口腔是否感觉干燥？ 　吞咽干的食品时是否困难？ 　是否需要水来帮助吞咽干的食物？ 　是否感觉嘴里的唾液总是很少？ ·唾液量测试（未受激时每分钟小于0.12 mL至0.16 mL） ·涎腺造影和核素功能显像 ·实验室检查异常（舍格伦综合征）可能提示贫血、白细胞减少、红细胞沉降率增高、类风湿因子或自身抗体阳性 ·下唇活检可显示小唾液腺淋巴细胞局部浸润	·对于药物性口干燥症，建议更换药物或调整用药剂量 ·避免饮用含酒精饮料，避免使用漱口液；漱口液含有酒精，可能导致口腔黏膜脱水，加重口干症状 ·夜间使用加湿器 ·刺激唾液分泌，如咀嚼无糖口香糖、使用口腔保湿漱口液、含服无糖硬糖 ·人工唾液和口腔润滑剂 　Moi-Stir（Kingswood实验室，印第安纳州印第安纳波利斯） 　MouthKote（Parnell制药，加利福尼亚州拉克斯珀） 　ORALbalance（Laclede，加利福尼亚州兰乔多明格兹） 　Salivart（Xenex实验室，加拿大不列颠哥伦比亚省高贵林） 　Xero-Lube（高露洁口腔医药品，马萨诸塞州坎顿） ·胆碱能药（拟副交感神经药物） 　西维美林（Cevimeline）（Evoxac，Daiichi医药，新泽西州蒙特威尔） 　匹鲁卡品（Pilocarpine）（Salagen，MGI医药，明尼苏达州明尼阿波利斯），每次5～10 mg，每天3～4次

五、临床建议

症状	临床建议
·义齿不适，固位不稳 ·口咽部白色念珠菌感染	·避免使用种植体支持的可摘修复体 ·控制抗病毒药物或抗菌药物的使用

参考文献

[1] PIRIE S. Surgical gowning and gloving[J]. J Perioper Pract,2010,20(6):207‑209.

[2] SPINATO S , SOARDI C M , ZANE A M.A mandibular implant‑supported fixed complete dental prosthesis in a patient with Sjögren syndrome: case report[J]. Implant Dent,2010,19(3):178‑183.

[3] BINON P P.Thirteen‑year follow‑up of a mandibular implant‑supported fixed complete denture in a patient with Sjögren's syndrome: a clinical report[J]. J Prosthet Dent,2005,94(5):409‑413.

第三章

手 术 治 疗

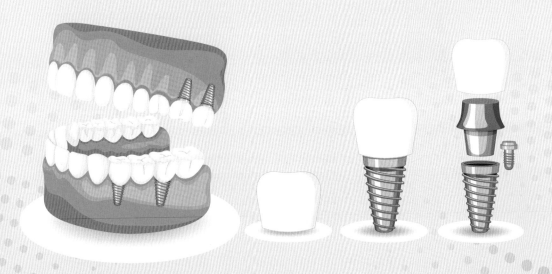

第一节　即刻种植

一、分类[1]

分类	类型1 即刻种植	类型2 早期种植：软组织愈合后种植	类型3 早期种植：骨组织初步愈合后种植	类型4 延期种植
定义	·拔牙之后即刻种植 ·与拔牙同期进行	·拔牙之后4~8周种植 ·位点软组织愈合后进行	·拔牙之后12~16周种植 ·临床和影像检查显示位点基本填满后进行	·拔牙16周之后种植 ·位点完全愈合后进行
优点	·缩减手术步骤 ·减少总治疗次数 ·种植体周围有2~3个壁缺损（有利于同时行骨增量术）	·减少治疗时间 ·软组织量允许无张力缝合 ·充足的软组织量可获得更好的美学效果 ·种植体周围有2~3个壁缺损（有利于行骨增量术） ·可在拔牙相关损伤愈合后进行	·更容易获得初期稳定性 ·软组织量允许无张力缝合 ·种植体周围有2~3个壁缺损（有利于行骨增量术） ·可在拔牙相关损伤愈合后进行 ·骨表面平整，方便植骨	·更容易获得初期稳定性 ·软组织量允许无张力缝合 ·充足的软组织量可获得更好的美学效果 ·可在拔牙相关损伤愈合后进行
缺点	·定点困难 ·获得初期稳定性困难 ·软组织不足，切口一期愈合困难 ·牙龈退缩风险增加 ·骨改建无法预估	·需二次手术 ·初期稳定性欠佳	·需二次手术 ·治疗时间增加 ·位点骨壁有不同程度的骨吸收 ·牙槽骨水平吸收增加，植入空间受到限制	·需二次手术 ·治疗时间增加 ·较其他方法，位点骨壁吸收量最多 ·较其他方法，此法牙槽骨吸收量最多

（一）即刻种植病例选择

1. 很少或没有骨缺损。

2. 足够的骨高度。

3. 足够的骨宽度。

4. 足够的颊侧骨板和合适的牙龈生物型。

5. 极少量的环形缺损。

6. 局部无病变。

（二）后牙区即刻种植[2]

后牙区即刻种植具有一定风险，原因如下。

1. 位点形状与在售的种植体不匹配。

2. 牙槽骨骨壁可能缺失。

3. 位点的数量。

二、即刻种植流程

1. 无创拔牙。

2. 选择种植体（选择比拔出的牙齿长至少3 mm的种植体）。

3. 植入位点周缘骨嵴下2~4 mm，预留拔牙后的垂直向骨吸收。

4. 当牙冠负重时，会产生0.5 mm的牙槽嵴重塑（Berglundh和Lindhe 1992年的动物研究），从0.5 mm开始牙槽嵴重塑持续进展到高密度骨区域（Misch，1995年）。

5. 植骨，可用/不用屏障膜。

三、即刻种植的优点和缺点

优点	缺点
·减少手术次数	·对术者熟练度要求高
·保留骨高度	·需要植骨，可能使用屏障膜
·美学效果好	

四、并发症[3]及处置

并发症	处置
·感染	·取出种植体和植入物，并更换种植体
·神经损伤	·观察或取出种植体
·邻近牙齿的医源性损伤	·牙龈增量术
·邻间骨质吸收和黑三角	·外科贴膜和黏合
·切口不能一期缝合	·牙龈移植
·种植体暴露时需行牙龈增量术	

五、即刻负重

考虑行即刻负重的原因	不考虑行即刻负重的原因
·更好的穿龈轮廓	·可能失败
·保存牙间乳头	·需要更多椅旁时间来制作临时义齿
·更快地愈合	·从长远看，可能更贵
·缩短治疗时间	
·更好的美学效果	

六、即刻负重的时机

1. 初期稳定性：植入扭矩达35 N·cm。

2. 无大的植骨操作。

3. 无重度覆𬌗、覆盖。

4. 无重度前伸（𬌗）干扰。

5. 无口腔不良习惯。

七、临床建议

1. 即刻种植的关键是保存位点骨壁。

2. 初期稳定性是即刻种植的种植体存活的关键因素。

3. 图3-1至图3-8显示上颌中切牙的拔除、即刻种植和戴临时牙。

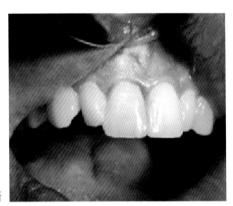

图3-1 右侧上颌中切牙折断

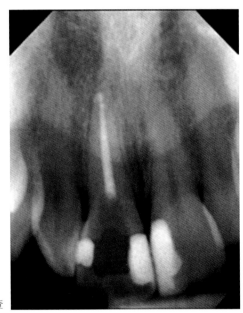

图3-2 患牙的X线片检查

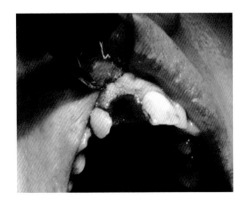

图3-3 无创拔牙后的位点

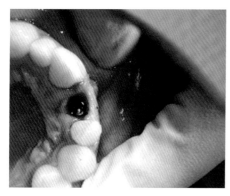

图3-4 即刻种植的位点

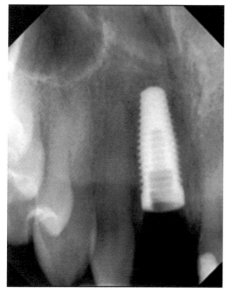

图3-5 即刻种植后X线片

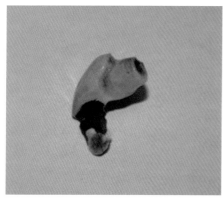

图3-6 带牙龈成形的树脂黏接临时冠

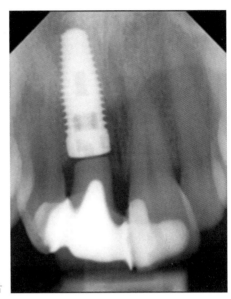

图3-7 临时冠的X线片

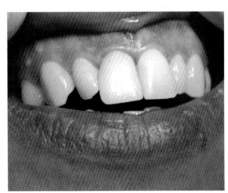

图3-8 临时冠的口内照

第二节 上颌窦提升术

一、上颌窦解剖[4]

1. 3个月时，由于眼球进入眼眶产生的压力，上颌窦开始发育。

2. 16～18岁时上颌窦气腔形成。

3. 后牙缺失后，上颌窦会进一步增大。

4. 上颌窦为四面薄骨壁围成的金字塔形状。

5. 金字塔的基底面朝向颧突。

6. 基底大小为34 mm × 35 mm；尖部延伸23 mm。

7. 容积为15 cm^3。

8. 有8%的人群上颌窦发育不足。

二、上颌窦应用解剖

前壁	后壁
· 眶下神经和血管走行于前壁；前壁距离缺牙区的上颌嵴顶部不到10 mm · 前上壁 及眶底，此壁裂开会导致眶底直接接触上颌窦黏膜 手术时应避免接触前上壁，以免引起复视等并发症，影响视力 · 前下壁 即上颌窦窦底，与上颌后牙种植密切相关 · 侧壁 颧突下方	· 翼上颌区 · 上牙槽后神经和血管走行于后壁，包括颌内动脉 · 手术时应避免接触后壁，以免引起出血和神经损伤 · 内侧壁 支撑下鼻甲和中鼻甲 上颌窦口（上颌窦的主要引流通道） · 上颌窦黏膜 底部为黏骨膜 其他为黏膜

（一）血供和引流

1. 上颌窦的动脉血供。

（1）筛动脉。

（2）来自鼻黏膜的动脉分支。

（3）来自眶下、面部和上腭的动脉分支。

2. 上颌窦的静脉引流。

（1）内侧壁引流至鼻腭静脉（15%脑脓肿的感染通道）。

（2）其他壁引流到翼丛。

3. 淋巴引流。

引流到中鼻道黏膜淋巴结。

（二）临床检查

1. 鼻内息肉。

2. 鼻内囊性病变。

3. 肿瘤（占鼻窦鳞状细胞癌的60%）。

4. 药物滥用造成的鼻黏膜发红。

5. 口腔-上颌窦瘘。

三、手术操作步骤

左侧上颌窦侧壁提升的开窗、窦底黏膜抬高和骨增量的手术操作步骤如图3-9至3-15所示。

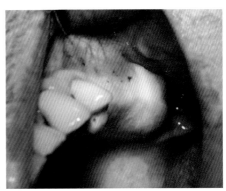

图3-9 左侧上颌缺牙区

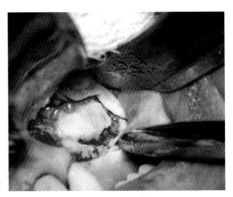

图3-10 上颌窦开窗

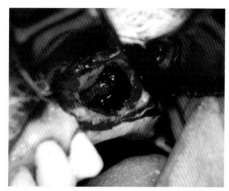

图3-11　抬起黏膜

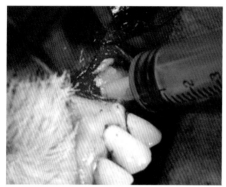

图3-12　开窗空间注射入骨凝胶

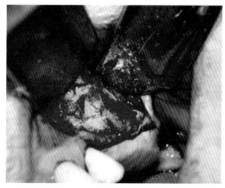

图3-13　骨移植物严密填充

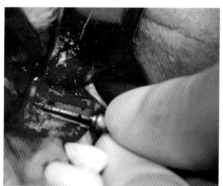

图3-14　用骨钻确认骨高度

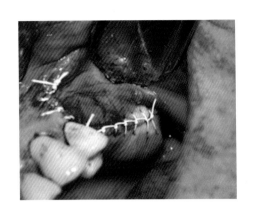

图3-15 连续锁边缝合水平切口，
间断缝合垂直切口

术后宣教

· 禁止擤鼻涕。

· 6周内禁止乘坐飞机、潜水或滑水。

· 睡觉时颈后放两个枕头。

· 禁止用吸管饮水。

· 禁止吸烟。

· 禁止放低头部。

· 不要打喷嚏。

四、并发症及处置

围术期	上颌窦黏膜穿孔	术后短期并发症	术后长期并发症
出血：使用骨蜡和血管收缩剂	· 较小的黏膜穿孔可使用快速吸收胶原蛋白膜 · 中度黏膜穿孔应继续剥离松弛对角黏膜，在撕裂处折叠覆盖穿孔，并使用慢吸收胶原蛋白膜覆盖 · 如有需要，应延迟种植 · 黏膜大穿孔应中止手术	· 手术切口裂开，是由水平向骨增量导致 · 嵴顶黏膜裂开，可待肉芽组织愈合 · 垂直切口裂开，可在颊侧瓣减张后，使用外科胶水或再次缝合 · 上颌窦提升术后3天内的感染率为3%，可使用广谱抗生素，扩大抗菌谱覆盖，并考虑细菌培养鉴定	· 黏液囊肿 · 慢性鼻窦炎 · 植骨失败和种植体植入失败 · 上颌窦过充填和上颌窦闭锁 · 眼眶蜂窝织炎 · 视神经炎 · 海绵窦血栓形成 · 硬膜外和硬膜下感染 · 脑膜炎 · 脑炎 · 失明 · 骨髓炎 应转相应专科诊治

第三节 牙槽嵴增量术

一、软组织增量

软组织增量通常用于缺牙间隙，填充固定在修复体桥体的下方空间，以提高美学效果。以下展示一例采用同种异体移植物进行的软组织增量的手术（图3-16至图3-23），脱细胞真皮基质用于左上颌骨尖牙桥体下方，以获得软组织增量。

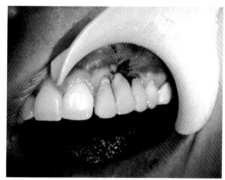

图3-16 术前

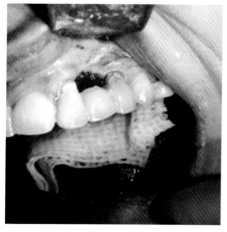

图3-17 截短桥体，以方便植入

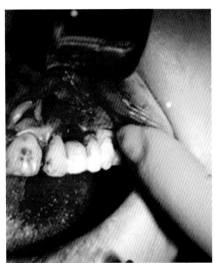

图3-18 隧道垂直切口，翻全厚瓣

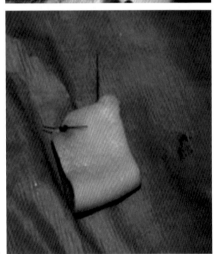

图3-19 折叠脱细胞真皮基质，以增加体积

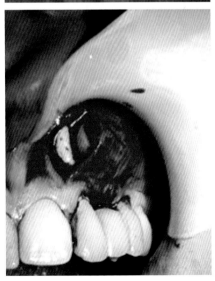

图3-20 植入脱细胞真皮基质

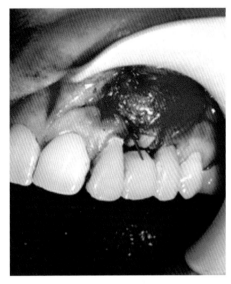

图3-21 术后愈合1

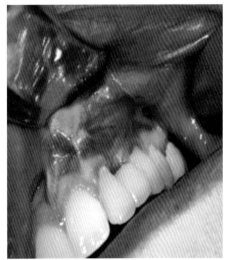

图3-22 术后愈合2

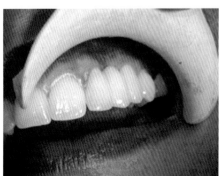

图3-23 完全愈合后桥体下方具有合适的
软组织高度

二、外置法植骨[5]

项目	取骨部位		
	下颌正中联合	下颌升支	上颌结节
手术视野	好	尚可/好	尚可/好
患者的外形关注	高	高	低
骨块形状	厚块	薄片	多孔块状
取骨量	≥1 cm	≤1 cm	≤1 cm
骨块吸收	极少	中度	中度
愈合后的骨质	D1、D2	D1、D2	D3
术后疼痛和水肿	中度	极少	极少
牙神经损伤	常见	不常见	不常见
软组织神经损伤	常见	常见	不常见
切口裂开	偶尔	不常见	不常见
上颌窦穿孔	无	无	偶尔

注：D1为致密皮质骨；D2为厚实多孔的皮质骨和大梁状骨；D3为薄皮质骨和细小梁状骨。

三、钛支架、块状骨、钛钉应用于牙槽嵴增量术

图3-24至图3-33展示了采用下颌颏部取块状骨、钛支架和钛钉对萎缩上颌前牙区进行的骨增量。

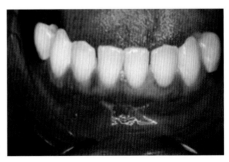

图3-24 颏部供区

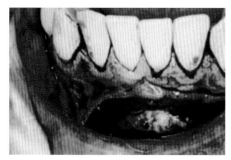

图3-25 供区取骨

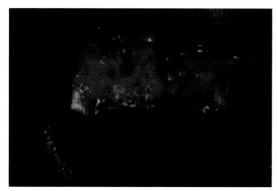

图3-26 上颌前牙区牙槽嵴缺损

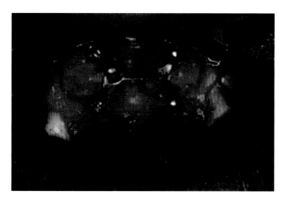

图3-27 外置法植入来自颏部的植
骨，采用钛支架固定

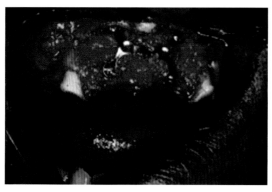

图3-28 骨块与受区之间的空隙采用
同种异体骨颗粒填充

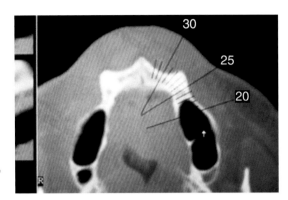

图3-29　上颌骨前牙区骨缺损增量，
　　　　术前CT扫描

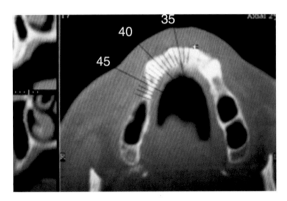

图3-30　上颌骨前牙区骨缺损增量，
　　　　术后CT扫描

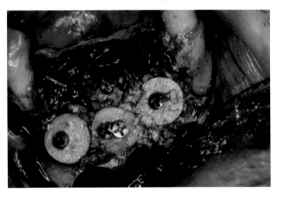

图3-31　从骨萎缩部位下方（正中联
　　　　合）取骨，用钛钉固定于受
　　　　区（下颌前牙区）

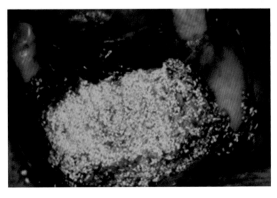

图3-32　同种异体骨颗粒覆盖受区和
　　　　植骨块

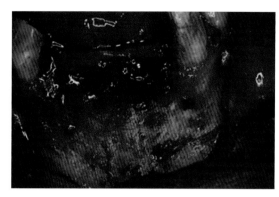

图3-33　供区和受区骨愈合后的状况

四、钛网、牵张成骨、J形骨块和牙槽嵴扩张术在牙槽嵴增量术的比较

项目	钛网	牵张成骨	J形骨块（同种异体骨块，商品名）	牙槽嵴扩张术
优点	·可预测性强	·很少复发 ·无需限制运动 ·门诊手术 ·可同时扩增软组织 ·神经损伤可能较少	·适合于大缺损 ·同种异体移植，无并发症	·消除植骨的必要性 ·挤压松质骨以使骨结合最大化
缺点	·需二次手术取出钛网 ·钛网可能暴露或引起组织坏死	·对手术者技术要求高 ·对设备要求高 ·可能需要二次手术取出牵引装置 ·患者依从性差	·由于缺乏血供，可能出现坏死 ·手术者需接受相应培训	·存在骨分离的风险 ·术中使用锤子敲击骨扩张器，患者可能难以接受

五、屏障膜的特点

1. 具有生物相容性。

2. 容易剪裁。

3. 具有维持扩展空间的机械强度。

4. 材料无记忆性或记忆性低。

5. 可吸收型屏障膜不干扰新骨生长。

6. 可维持固定空间。

7. 结果可预测，在伤口愈合的关键期，起屏障作用。

8. 具有可吸收性。

9. 可隔绝细胞，防止上皮细胞迁移。

10. 可稳定伤口，维持缺损空间内的凝血块。

六、临床建议

牙槽嵴缺损	临床建议
水平向小于3 mm	含皮质-松质骨的脱钙同种异体骨与可吸收膜联合使用
垂直向小于3 mm	骨上水平植入种植体，在其周围采用同源的骨粉与屏障膜进行骨重建
水平向超过3 mm	取颏部、下颌升支和上颌结节的自体骨
垂直向超过3 mm	钛网加颏部自体骨移植，或干细胞移植
水平或垂直向超过6 mm	钛网加同种异体骨移植

第四节　位点的保存

一、优点

1. 维持拔牙后牙槽嵴的形态，种植或非种植体修复均可适用（冠桥修复的桥体区域）[1]。

2. 即便在有挑战性的区域，也可以获得牙齿和软组织的最佳美学效果。

3. 延长植入的时间窗口。

4. 减少未来手术创伤。

5. 种植不需要二期手术。

6. 减少患者心理和肉体的创伤。

7. 减少术后并发症。

8. 节省时间。

9. 减少将来行移植术的成本。

10. 保持牙槽嵴的高度和宽度。

11. 满足患者对美学效果更高的需求。

12. 缩短疗程。

13. 在颊侧骨嵴严重吸收的情况下，简化复杂的骨增量步骤。

14. 可在种植之前，获得最佳的软组织愈合。

15. 为早期种植提供更理想的修复条件。

16. 增加牙槽嵴的颊侧丰满度，减少或避免软组织移植。

17. 创造条件获得最佳临床效果。

二、保存良好位点的操作步骤

1. 龈沟内切口。

2. 最小范围翻瓣。

3. 保留颊侧壁。

4. 首先分割经过牙髓治疗或已经折断的牙齿。

5. 拔除患牙。

6. 清除肉芽组织。

7. 如果没有自发性出血，可使用牙钻清除肉芽组织。

8. 植骨。

9. 屏障膜需要塞入组织瓣内3～4 mm。

10. 上皮瓣边缘制备新鲜创面。

11. 潜行剥离颊侧瓣达到瓣膜无张力。

12. 2周后拆线。

13. 4～6周取出屏障膜。

14. 3～6个月植入种植体。

15. 12～18周完全愈合。

三、并发症

并发症	临床建议
屏障膜部分暴露	氯己定漱口液漱口，抗生素治疗，重新缝合或使用外科胶水
大面积屏障膜暴露	如果是不可吸收膜，应考虑取出屏障膜
轻度溢脓和感染	抗生素治疗，2周内重新评估
重度溢脓和感染	取出移植骨和屏障膜，使用广谱抗生素治疗

四、临床建议

前牙颊侧骨板完整	植骨，用或不采用屏障膜均可
后牙颊侧骨板完整	植骨，用可吸收屏障膜
颊侧骨板部分缺失	植骨，用可吸收屏障膜覆盖颊侧骨缺损和骨块
颊侧骨板完全缺失	植骨，用吸收缓慢或不可吸收的屏障膜，颊侧设计带垂直松弛切口的全厚瓣

第五节　缝线材料[6]

一、单丝缝线和多丝缝线

单丝缝线	多丝缝线
·用单股纤维制成 ·不易藏微生物 ·穿过组织时，受到的阻力小于多丝缝线 ·打结时，必须非常小心，避免缝线挤压或卷曲，削弱缝合质量，进而导致缝合失败或过早失效	·由多股纤维编织而成 ·质地较柔软，摩擦系数高 ·拉伸强度比单丝缝线大，柔韧性更好 ·由于虹吸作用，吸附液体的量增加，可能成为引入病原体的通道

二、可吸收缝线与不可吸收缝线

可吸收缝线	不可吸收缝线
·可吸收缝线为伤口提供临时支持，直到愈合能承受正常张力 ·天然材料通过酶降解吸收，合成材料通过水解吸收；水解过程的组织反应比酶降解轻微 ·第一阶段的吸收持续数天至数周 ·第二阶段的吸收以缝线质量减少为特征，与第一阶段相互重叠 ·缝线质量减少是白细胞反应性清除细胞碎片和缝线裂解碎片的结果 ·化学处理的缝线（如铬盐处理），可延长缝线的吸收时间	·不可吸收缝线可引发组织反应，诱导成纤维细胞将其包裹 ·美国药典分类如下 一类：由蚕丝或合成的单丝纤维编织而成 二类：由棉纤维或亚麻纤维，或有涂层的天然或合成纤维编织而成，涂层可增加缝线直径，但不增加其强度 三类：由单丝或多丝金属线编织而成

（一）可吸收缝线

天然缝线	合成缝线
平制肠线 ·拉伸强度可保持7~10天 ·70天之内完全吸收 ·适用于缝合张力小，愈合快的组织 ·可用于缝扎浅表血管 铬制肠线（铬盐处理） ·经铬盐处理可减缓缝线吸收 ·拉伸强度可保持10~14天 ·打结过程中容易磨损缝线	·聚羟乙酸乳酸酯（Vicryl） ·聚卡普隆25（Monocryl） ·宝胜（Polysorb） ·聚对二氧环己酮（PDS II） ·快胜（Caprosyn） ·聚三亚甲基碳酸酯（Maxon）

（二）不可吸收缝线

天然缝线	合成缝线
·外科丝线 ·外科棉线 ·外科钢线	·尼龙 ·尼龙单丝线（Ethilon和Monosof） ·编织线（Nurolon和Surgilon） ·聚酯纤维（Mersilene和Surgidac） ·聚丁酯缝线（Novafil） ·有涂层的聚丁酯缝线（Vascufil） ·聚丙烯缝线（Prolene） ·聚丙烯和聚乙烯缝线（Surgipro II） ·聚四氟乙烯缝线（PTFE）

三、临床建议

（一）牙周手术

缝线类型	结构	强度保持时间	吸收时间	其他
平制肠线	单丝	7~10天	70天	拉伸强度10~14天
铬制肠线	单丝	21~28天	70天	拉伸强度10~14天
薇乔快速吸收线（Vicryl Rapide）	多丝[a]	5天（50%） 10~14天（0）[b]	42~70天 42天	容易导致组织炎症 打结稳固
单乔缝线（Monocryl）	单丝	7天（50%） 14天（20%）	91~119天	操作便利
聚对二氧环己酮缝线（PDS）	单丝	14天（60%） 4周（40%） 6周（25%）	183~238天	拉伸强度低
聚山梨糖醇缝线（Polysorb）	多丝	14天（80%） 21天（30%）	56~70天	伤口支持只有3周
聚甘醇碳酸缝线（Maxon）	单丝	14天（70%） 42天（25%）	180天	伤口支持6周
聚羟基乙酸缝线（Dexon）	编织	14天（75%） 21天（50%） 4周（25%）	42~70天	伤口支持3周
合成聚酯缝线（Caprosyn）	单丝	5天（50%） 10天（20%） 21天（0）	60~90天	伤口支持10天

续

缝线类型	结构	强度保持时间	吸收时间	其他
生物合成缝线（Biosyn）	单丝[c]	14天（75%）21天（40%）	90~110天	伤口支持3周

译者按：a，薇乔快速吸收线是一种含90%乙交酯和10%丙交酯的共聚物；b，缝线在不同的测试环境下吸收速度不同；c，Biosyn缝线含60%乙交酯，14%对二氧环己酮，26%三亚基碳酸酯。

（二）种植外科和骨外科缝线

缝线	类型	强度保持时间
Ethilon线	单丝	1年（81%）
Nurolon线（尼龙线）	多丝	1年（81%）
Novafill线（聚丁烯酯）	单丝	拉伸时有弹性
Mersilene线（聚苯二甲酸乙二酯）	多丝	1年（100%）
Prolene线（聚丙烯）	单丝	2年（100%）
Surgipro线（聚丙烯基乙烯）	多丝	2年（100%）
PTFE线（聚四氟乙烯）	单丝	—
丝线（蚕丝）	多丝	1年（100%）
Ethibond线（聚对苯二甲酸乙二酯）	多丝	—

参考文献

[1] HAMMERLE C H, CHEN S T,WILSON T G JR. Consensus statements and recommended clinical procedures regarding the placement of implants in extraction sockets[J]. Int J Oral Maxillofac Implants, 2004,19(suppl):26‑28.

[2] MAKSOUD M A. Immediate implants in fresh posterior extraction sockets: report of two cases[J]. J Oral Implantol, 2001,27(3):123‑126.

[3] FUGAZZOTTO P A. Maxillary sinus grafting with and without simultaneous implant placement: technical consideration and clinical reports[J]. Int J Periodontics Restorative Dent,1994,14:545‑551.

[4]　CHEN S T, DARBY I B, Reynolds E C. A prospective clinical study of nonsubmerged immediate implants: clinical outcomes and esthetic results[J]. Clin Oral Implants Res, 2007,18:552‐562.

[5]　KUCHLER U, VON ARX T. Horizontal ridge augmentation in conjunction with or prior to implant placement in the anterior maxilla: a systematic review[C]. Proceedings of the Fifth ITI Consensus Conference ,2014,(suppl 5).

[6]　MAKSOUD M, KOO S, BAROUCH K, et al. Popularity of suture materials among residents and faculty members of a postdoctoral periodontology program[J]. J Inves Clin Dent,2013,4:1‐6.

第四章

补救性牙种植手术

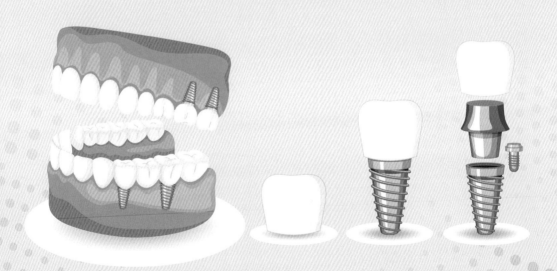

第一节　种植体周疾病的防治建议[1]

健康的种植体周围状态	种植体周围黏膜炎	种植体周围炎
诊断		
没有炎症征象	软组织炎症（如发红、水肿和化脓）或轻力探诊出血	黏膜炎伴进行性牙槽嵴缺失
处置		
·无系统性疾病或局部疾病，推荐每年复诊1次 ·若种植体周围情况良好，推荐行专业口腔清洁，并加强自我口腔卫生维护	·加强自我口腔卫生维护 ·机械清洗，可以辅助使用抗菌剂（如氯己定） ·广谱抗生素对于种植体周围黏膜炎的有效性尚未明确 ·种植体周围黏膜炎的治疗应视为对种植体周围炎的预防	·尽早治疗，防止病情进展 ·参见本章第二节"种植体周围炎的治疗建议"

第二节　种植体周疾病的防治建议[2-3]

手术前	非手术	手术	手术后
1.全面评估和诊断 2.减少种植体周围炎的危险因素，尤其是口腔卫生不良、妨碍菌斑控制的修复体、吸烟、牙周病及可能诱发种植体周围疾病的系统疾病等	最大程度清洁，去除菌斑，可以配合使用抗菌剂	1.全厚黏骨膜翻瓣，去除肉芽组织，彻底清洁种植体表面 2.彻底清除种植体表面和修复体组件的沾污层，推荐以下方法：	1.术后立即行抗感染治疗，治疗措施包括每日氯己定含漱，直到恢复机械性口腔清洁 2.对于侵袭性疾病，推荐使用抗生素

续

手术前	非手术	手术	手术后
3.如有需要，行修复体拆除、调整或更换		·局部涂布柠檬酸、四环素或乙二胺四乙酸（EDTA） ·使用生理盐水或抗菌剂浸湿的纱布 ·手工洁治器械清除 ·喷砂 ·Er：YAG激光 ·光动力疗法 ·种植体表面改性 3.手术治疗包括重建手术和切除手术两种 4.重建手术材料包括在种植体周围骨缺损的骨内充填骨替代物、块状骨移植以及填充生物活性物质；重建手术可用可不用屏障膜；手术采用封闭埋入式愈合可减少屏障膜暴露的风险 5.切除手术包括根向复位瓣的骨修整术	3.愈合阶段，口腔清洁和牙菌斑控制需要专业支持 4.定期临床观察，必要时进行放射影像学评估 5.支持疗法包括强化口腔卫生行为的有效性、定期清除菌斑；根据个人口腔卫生和患病风险，建议每3～6个月做1次专业的菌斑清除 6.患者须知： a.种植体周围炎治疗后，尤其是在手术治疗之后，种植体周围黏膜可能退缩 b.种植体周围疾病如果继续进展或复发，需要继续治疗或取出种植体

续

手术前	非手术	手术	手术后
		6. 拆除种植体应当作为治疗的选择之一，种植体周围炎导致严重的组织损伤、种植体位置不佳、周围组织或者治疗结果令人不满意等，都是拆除种植体的考虑因素 7. 对治疗无效的种植体周围炎应考虑专科转诊	

病例1 下颌后牙区种植体周围炎，颊侧中度骨缺损。治疗：从下颌骨取骨移植，覆盖生物膜（图4-1至图4-5）。

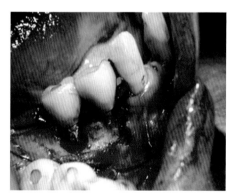

图4-1 中度种植体周围炎

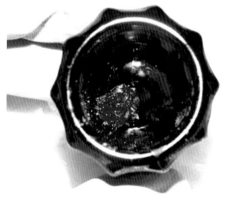

图4-2 收集的自体骨

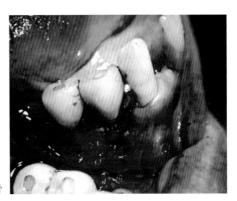

图4-3　种植体表面处理后进行植骨

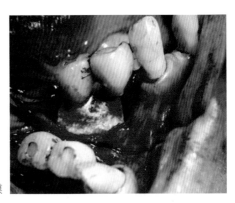

图4-4　移植骨表面覆盖可吸收膜

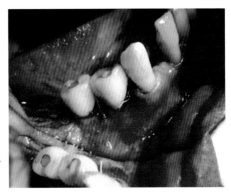

图4-5　翻瓣缝合，确保瓣膜完全覆盖移植骨
　　　　和可吸收膜

病例2　上颌后牙区种植体周围炎，重度骨缺损。治疗：环钻取出种植体，即刻植入新种植体，同期骨增量、覆盖生物膜（图4-6至图4-12）。

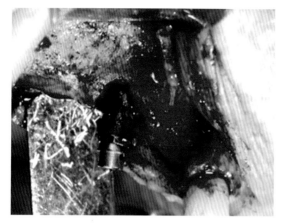

图4-6　重度种植体周围炎

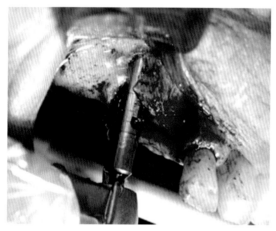

图4-7　环钻取出种植体

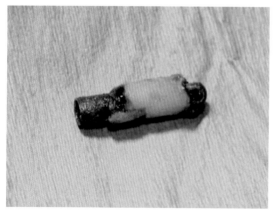

图4-8　取出的种植体

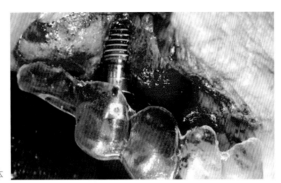

图4-9 使用手术导板植入新种植体

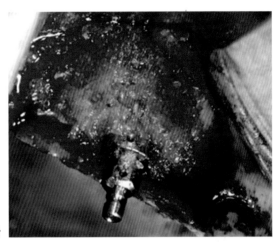

图4-10 种植体周围骨缺损进行植骨

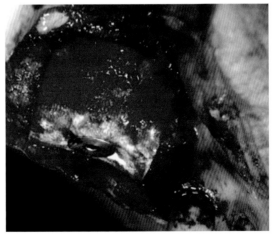

图4-11 生物膜覆盖植骨区域

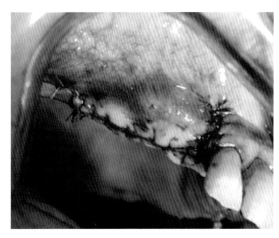

图4-12　缝合

病例3　正畸矫治远中移动磨牙，矫治装置导致种植体创伤，出现牙槽骨与种植体表面分离，引起种植体周围炎。治疗：暂停正畸治疗，然后进行骨增量、覆盖生物膜（图4-13至图4-17）。

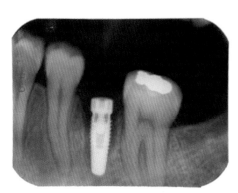

图4-13　正畸矫治器引起的种植体周围炎

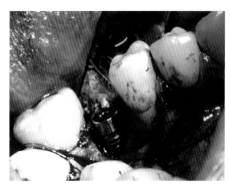

图4-14　清洁种植体表面

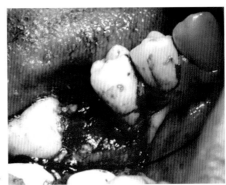

图4-15　植骨

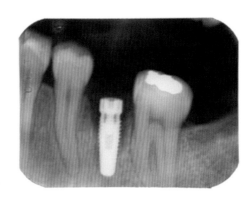

图4-16　治疗前的根尖片

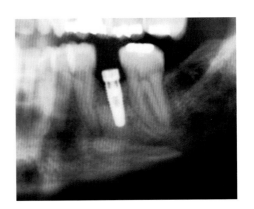

图4-17　治疗后的根尖片

参考文献

[1]　HEITZ-MAYFIELD L A, NEEDLEMAN I, SALVI G E ,et al.
　　Consensus Statements and Clinical Recommendations for Prevention

and Management of Biologic and Technical Implant Complications. Proceedings of the Fifth ITI Conference, 2014, 29:346 - 350.

[2] MOMBELLI A, MÜLLER N, CIONCA N. The epidemiology of periimplantitis[J]. Clin Oral Implants Res, 2012, 23(suppl 6):67 - 76.

[3] HEITZMAYFIELD L J A, SALVI G E, MOMBELLI A,et al. Anti-infective surgical therapy of periimplantitis. A 12-month prospective clinical study[J]. Clin Oral Implants Res, 2012, 23:205 - 210.

第五章

医疗过失与并发症

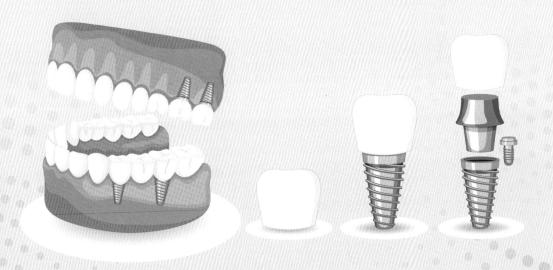

第一节 并发症诊断[1]

患者自身情况	与材料或设计相关	与医生或技术相关	未知
1. 对钛过敏 2. 自身系统性疾病 3. 口腔卫生不佳 4. 牙周病未控制或复发 5. 吸烟 6. 口腔不良习惯 7. 缺乏种植牙健康教育	1. 种植体设计和种植体表面处理不当 2. 修复体设计不当	1. 手术失败 2. 修复不当 3. 缺乏维护措施	不明原因所致的并发症

第二节 手术失败的常见原因

一、种植早期的失败原因

1. 骨钻钝、不锋利。

2. 骨钻转速过快或过慢。

3. 种植体植入扭矩过大。

4. 钻骨时没有充分冲洗降温。

二、种植晚期的失败原因

1. 种植体直径和长度选择不当。

2. 支持修复体的种植体数量不足。

3. 术者对解剖结构缺乏判断。

4. 术者对牙槽嵴骨缺损缺乏判断。

5. 软组织处理不当导致退缩。

第三节 修复不当的常见原因

1. 前牙区种植没有使用临时义齿修复。
2. 临时义齿不合适，造成种植体周围的骨组织及软组织损伤。
3. 修复体缺陷、边缘不密合和（或）没有接触。
4. 种植体周围残留过量黏合剂。
5. 种植体与修复体间存在缝隙。
6. 临时义齿磕碰造成损伤。

第四节 牙种植常规程序[2]

1. 重新询问病史及用药史。
2. 需要停用抗凝药和肾上腺素时，应与内科医生会诊。
3. 必要使用镇静剂或术前用药。
4. 判读CT或平片。
5. 准备临时义齿。
6. 准备手术导板。
7. 选择种植体长度和直径。
8. 准备植骨材料和生物膜。
9. 签署同意书。多种治疗还需要分别签署相应的同意书。
10. 实施麻醉（神经阻滞麻醉或浸润麻醉）。
11. 必要时设计牙嵴顶和垂直切口的全厚黏骨膜瓣。
12. 初步钻骨备洞。
13. 拍X线片评估钻骨位置，必要时予以纠正。
14. 备骨至目标直径和长度。
15. 植入种植体。
16. 就位覆盖螺丝或愈合基台。
17. 无张力缝合翻瓣。
18. 拍术后X线片。

19. 戴临时义齿。

20. 交代术后注意事项，冰敷术区。

21. 术后用药。

22. 约2周后拆线。

23. 术后次日电话回访。

参考文献

[1] MONEIM A, SOUZA D. Avoiding Dental Implant Complications[M]. US:Robertson, 2012.

[2] ALFARAJE L. Oral Implantology Surgical Procedures Checklist[M]. GER:Quintessence, 2013.

第六章

医患沟通

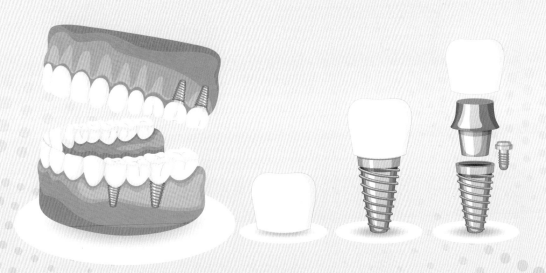

第一节　知情同意书模板

一、骨内种植体植入术知情同意书

骨内种植体植入术知情同意书

诊断： 在对我的口腔状况进行检查和研究之后，我的牙医建议缺牙可以采用种植体支持的义齿修复。

治疗建议： 根据我的情况，医生建议使用根型牙种植体。我了解牙种植需要把种植体植入颌骨内，治疗过程包括手术阶段和修复阶段。

手术阶段： 我了解此阶段将使用局部麻醉剂及镇静剂。术中将切开牙龈暴露牙槽骨。种植体将通过攻丝的方式就位到已备好的颌骨窝洞中。愈合期间种植体必须稳定保持在预定位置。

牙龈和软组织会缝合并覆盖种植体；治疗过程可能使用牙周塞治剂。愈合需要4~6个月。我了解在愈合期的前两周通常不能戴活动义齿。

此外，我的牙医会根据具体的临床状况作专业判断，并决定合适的种植系统，以及是否有必要避免牙种植。为了确保种植效果，治疗中还可能采用骨移植或其他类型的移植物来支撑牙槽嵴状态。

对于二期手术的种植体，需要在合适的时间翻开覆盖在其上的牙龈，确定种植体的稳定性。如果愈合效果满意，种植体将连接愈合基台，然后进行修复设计及后续治疗。

修复阶段： 我了解此阶段我可能回到我的主治牙医或修复专科牙医。为了获得治疗的长期效果，修复阶段与手术阶段同等重要。此阶段将在种植体上连接修复装置。修复阶段的治疗应由经过根型种植体修复系统培训的专业人士执行。

治疗预期： 牙种植的目的是让我拥有功能良好的人工义齿。种植体的作用是为这些人工义齿提供支持、锚定和固位。

主要风险和并发症： 我了解并非所有牙种植治疗都是成功的，若种植失败，种植体可能脱落。种植手术也不能保证成功固定人工义齿，因为每名患者的情况不尽相同，治疗可能无法获得长期成功。

我了解牙种植、药物和麻醉剂可能引起并发症。

这些并发症包括但不限于术后感染，出血，肿胀和疼痛，面部变色，嘴唇、舌、牙齿、颏部或牙龈暂时性或偶有永久性的麻木，下颌关节损伤或相关的肌肉痉挛，暂时性或偶有永久性牙齿松动加重，牙齿对热、冷、甜或酸性食物敏感，愈合时牙龈的收缩会导致某些牙齿的伸长或相邻牙间隙增大，口角开裂或瘀伤，持续数天或数周的开口受限；以及对健康的影响，如过敏性反应、牙齿损伤、骨折、鼻窦穿通、延迟愈合、误吞异物等。任何并发症的持续时间不能确定，并且可能是不可逆转的。

我了解修复设计和结构是决定种植体成功或失败的实质因素。此外，对修复体或种植体进行改动可能导致其脱落。这种脱落由做出此改动的人士独自负责。我已被告知种植可能失败，并且可能需要取出种植体。种植失败可能发生在种植体骨结合初始阶段，或此后的任何时间。

我了解种植体成功取决于诸多因素，包括但不限于患者个体耐受性、健康状况、解剖差异、种植体的家庭护理、习惯（如磨牙）。我也了解，种植体有多种设计和材质，并且种植体的选择将由牙医的专业知识决定。

我被告知，虽然可能性极小，但种植体还是有可能发生折断。种植体一旦发生折断，可能需要额外治疗来修复或更换折断的种植体。

替代治疗方案：替代治疗方案包括放弃治疗、用活动义齿代替牙种植，以及根据具体情况实施其他治疗。如果继续佩戴不合适或松动的活动义齿，会导致口腔骨组织和软组织的进一步损害。

我被进一步告知，如果选择放弃修复缺牙或替换现有义齿，存在的风险包括但不限于：

（1）由于支持活动义齿的颌骨会发生缓慢的进行性吸收，局部或全口活动义齿每三到五年需要进行调整、重衬或更换。

（2）现有的局部或全口活动义齿本身所出现的任何不适、咀嚼效率低下等状况将持续，随时间推移还可能加重。

（3）余牙可能出现移位、咬合干扰或拥挤。

（4）拔牙后可能出现牙齿松动、牙周病（累及牙龈和骨组织）。

（5）咬合缺陷可能导致颞下颌关节功能紊乱。

随访和自我护理的必要性：我已了解，继续约诊我的牙医或修复专科医师进行种牙种植复查对我十分重要。种植体、修复体和天然牙需要每天保持干净卫生。种植体和修复体也必须定期检查，并且可能需要调整。

我了解谨遵医嘱非常重要。

我承诺至少每6个月返回本诊所复诊，进行检查，接受推荐的治疗，并承担由于不能做到以上事宜所造成的后果。无论出于何种原因，我未能遵守承诺，都可能危及种植修复的成功。我已被告知吸烟、喝酒或吃糖可能影响组织愈合，并且可能影响种植治疗的成功。由于不可能精确地预测每名患者的牙龈愈合能力及骨组织愈合能力，我知道必须遵从相关的家庭护理医嘱，定期复查。我还了解到，良好的家庭护理，包括刷牙、使用牙线和使用牙医推荐的其他装置，对治疗的成功至关重要，若未能做到医嘱事项可能导致种植失败。

因此，对于我没有遵从医嘱而造成的治疗失败，我同意免除牙医的相关责任。

免责声明：我已知悉，种植治疗并不能确保成功，特此声明。由于个体差异，牙医并不能预测所有治疗结果；即便是最好的治疗，也存在治疗失败、需要增加额外治疗措施、病情恶化等风险，更为严重者甚至可能丧失某些牙齿。

我知道临床牙科与牙科手术不是一门精密科学，我承认为本人所做的牙种植手术及相关治疗，并非必然成功。此外，我还了解尽管无任何人为失误，仍有种植失败的风险，需要进行包括种植体取出在内的补救手术。种植失败和补救措施可能导致额外的费用。

医疗记录公开：我授权在治疗和随访期间的照片、幻灯片、X线片和其他资料可用于科学研究。未经本人许可，不得公开本人的身份信息。

我充分了解根型种植体手术的性质、所有流程，手术的风险和收益，可能的替代方案，以及随访和自我护理的必要性。我曾有机会提出与本治疗有关的任何疑虑，并且与医生讨论。在深思熟虑之后，我同意接受本文件所描述之治疗，特此声明。

如果出现不宜的临床状况我同意使用替代种植体系统或治疗方案。如果条件不允许植入种植体，我将尊重牙医的专业判断。我同意接受植骨重建牙槽嵴，以帮助种植体植入及愈合。

我已如实报告本人的健康状况，包括对药物、食品、昆虫叮咬和麻醉剂等过敏史。我也如实报告了其他不良反应，如血液病、牙龈或皮肤反应、异常出血、所有与身体或心理健康有关的其他状况，以及所有曾在医疗检查中出现过的问题。

我了解某些心理疾病或情绪失调可能增加牙种植治疗的风险，是牙种植治疗的禁忌证，已明确地圈出"是"或"否"以表明本人是否接受过关于精神或情绪情况的任何治疗。

我理解签署这份文件的目的是证明我同意接受医生推荐的牙种植治疗。

我同意如果本人不遵照牙医所推荐的建议进行术后护理，我的牙医可拒绝继续治疗，并要求我转诊他处进行治疗。我知道术后护理和维护对牙种植体的最终成功至关重要。我对不遵医嘱造成的任何不利后果承担责任。

我的疑问已获解答：我已完整阅读并完全理解该骨内种植体植入术知情同意书。本人的所有疑问（如有）已获解答。我曾有机会带这份知情同意书回家，并在签字之前审核。我已了解并同意在每页及患者签名栏签名，以确定我知情同意进行治疗。

牙医签名：_____

见证人签名：_____

患者签名：_____

（如果患者为未成年人，应由家长或监护人签名）

二、上颌窦提升术知情同意书

上颌窦提升术知情同意书

诊断：经过全面口腔检查之后，我的医生建议，缺失的牙齿可以采用种植体支持的义齿进行修复。

治疗建议：根据我的情况，医生推荐使用根型种植体。我了解此治疗需要将种植体植入颌骨内。由于所拔除的牙齿位于上颌窦下方区域，拔牙前的骨缺损和拔牙后的骨吸收导致该部位没有足够的骨量容纳种植体。为了成功植入种植体，需要手术增加上颌窦底的骨高度。此手术即上颌窦提升术。

手术过程：我了解该治疗过程中需要使用局部麻醉剂及必要的镇静剂。手术将切开牙龈，暴露骨面，通过钻开骨面进入上颌窦腔，上颌窦壁的内衬组织将被提升到较高位置，并由骨植入材料维持所提升的高度。骨植入材料的来源可能是同种异体骨、异种动物骨或人工合成骨。

根据情况，可以同时植入种植体，种植体穿过颌骨的部分包埋在骨植入材料中。

牙龈和软组织会缝合并封闭种植体，或缝合固定在种植体周围。手术后可能使用牙周塞治剂。治疗可能持续6～12个月。我已了解，术后愈合期的前2周通常不能戴活动义齿。

我还知道，若手术过程中临床条件不利于进行上颌窦提升术或种植体植入，我的牙医会根据情况进行专业判断和处理，该处理可能包括计划外的植骨或使用其他类型的植入材料重建牙槽嵴，以帮助种植体植入和骨愈合。

预期收益：上颌窦提升术的目的是获得更多骨量以植入种植体。

主要风险和并发症：我了解上颌窦提升术对某些患者无效，可能出现颌骨丧失、种植体手术后不能成功镶上义齿等。因为每名患者的情况各异，所以无法保障治疗必定获得远期成功。

我了解骨增量术、牙种植手术、药物和麻醉剂可能引起并发症。

这些并发症包括但不限于术后感染，出血，肿胀和疼痛，面部变色，嘴唇、舌、牙齿、颏部或牙龈暂时性或偶有永久性的麻木，下颌关节损伤或相关的肌肉痉挛，暂时性或偶有永久性牙齿松动加重，牙齿对热、冷、甜或酸性食物敏感，愈合时牙龈的收缩会导致某些牙齿伸长或相邻牙间隙增大，口角青紫或开裂，持续数天或数周的开口受限，对健康有影响，过敏性反应，牙齿损伤，骨折，鼻窦穿通，延迟愈合，误吞异物等。任何并发症的准确持续时间不能确定，并且可能是不可逆转的。

患者同意书

我已充分了解上颌窦提升术的内容、所有流程、手术的风险和收益、可能的替代方案，以及随访和自我护理的必要性。我曾有机会提出任何与本治疗有关的疑虑，并且与医生讨论。在深思熟虑之后，我同意接受本文件所描述的治疗，特此声明。

如果出现不利于治疗的临床状况，我同意使用替代的种植体系统或治疗方案。如果临床条件不允许实施上颌窦提升术，我将尊重牙医的相关专业判断。我同意接受植骨重建牙槽嵴，以帮助种植体植入及骨愈合。

我已阅读并完全了解本文件，特此声明。

日期：_____　患者、家长或监护人签名：_____

日期：_____　见证人签名：_____

三、口服清醒镇静剂知情同意书

口服清醒镇静剂知情同意书

诊断： 我被告知此次治疗可采用多种类型的麻醉方式，包括牙科小手术常用的局部麻醉、口服清醒镇静剂辅助的局部麻醉，以及在医院或门诊手术中心进行的全身麻醉。因为此次手术时间较长，可能对患者产生心理压力，或我的某些医疗状况或身体情况符合口服清醒镇静剂的适应证，或我对牙科治疗产生了明显的焦虑和情绪压力，我的牙医在向我推荐采用其他麻醉方式的基础上，还推荐辅助应用口服清醒镇静剂。

治疗建议： 我了解在口服清醒镇静剂时，我会小剂量服用药物以达到放松、减轻痛觉的效果，并产生睡意，但是并不像全身麻醉那样完全睡着。实施口腔局部麻醉时，还将在手术部位进一步使用局部麻醉剂，从而控制疼痛。我知悉将使用的药物可能包括_____。

我已了解与口服清醒镇静剂相关的注意事项，特别是在治疗前12小时和治疗后24小时之内，不能饮用任何酒精饮料或服用某些药物；此外，药物产生药效期间我应有陪护人员陪护，直到镇静剂药效消失；在服用镇静剂当天，我不能驾驶机动车或操作带有危险性的机械设备。

预期收益： 口服镇静剂的目的借助药物减轻与手术相关的恐惧和焦虑，缓解因长时间紧张造成的明显副作用。

主要风险和并发症： 我了解口服清醒镇静剂偶尔会导致的并发症，包括疼痛、恶心、呕吐和过敏反应等。为了降低风险和减少并发症的发生，我已经向牙医告知正在服用的药物和毒品、目前身体状况及既往病史，包括毒品滥用史、酒精滥用史，以及对任何药物或麻醉剂的不良反应史。

替代方案： 口服清醒镇静剂的替代麻醉方案包括局部麻醉、静脉镇静、肌内镇静，以及以住院或门诊患者的身份在医院或手术中心所做的全身麻醉。局部麻醉和口服镇静剂也许不能充分地消除我的恐惧、焦虑或压力。如果出现某些医疗情况，口服镇静剂可能存在更大风险。口服镇静剂的剂量控制比静脉镇静难度更大。全身麻醉会导致我失去知觉，通常比静脉镇静风险更大。

必要的随访和自我护理： 我了解在口服清醒镇静剂之后24小时内必须避免饮用酒精饮料或服用某些药物。我了解服用药物产生药效期间应有陪护人员陪护，直到镇静效果消失。在接受镇静当天，我不能驾驶机动车或操作带有危险性的机械设备。

免责声明： 我承认本治疗并不能确保成功，特此声明。我知悉如上所述实施口服清醒镇静剂治疗存在风险，并可能导致某些并发症。

医疗记录公开： 我授权在治疗和随访期间的照片、幻灯片、X线片和其他资料可用于科学研究。未经本人许可，不得公开本人的身份信息。

患者同意书

我已充分了解口服清醒镇静剂的内容、治疗的风险和收益、可用的替代治疗方案及随访的必要性。我曾有机会提出与本治疗有关的任何疑虑，并且与医生讨论。在深思熟虑之后，我同意接受本文件所述治疗方案，使用口服清醒镇静剂。

我已阅读和完全了解本文件，特此声明。

日期：_____　患者、家长或监护人签名：_____

日期：_____　见证人签名：_____

四、牙拔除术知情同意书

牙拔除术知情同意书

我特此授权我的牙医对我实施拔牙治疗。

根据我的情况，相关医生已向我解释了治疗方案。我已了解拔牙无论难易，是一个不可逆的外科手术。与所有手术一样，拔牙存在风险，包括但不限于：

1. 拔牙区和邻近区的肿胀、瘀青以及不适。
2. 口角牵拉所致的开裂及瘀青。

3. 可能出现感染及延迟愈合，需要进一步治疗。

4. 术后数天可能出现干槽症或严重颌骨疼痛，需要进一步处理。

5. 相邻的牙齿，尤其是有大面积填充、嵌体或牙冠的牙齿，可能受损。

6. 由于牙根（尤其是智齿）紧邻神经，拔牙所致的瘀血或损伤可能导致牙齿、牙龈、嘴唇、舌和颏部的麻木或感觉异常。通常情况下，可恢复正常，但也有极少数情况可能出现永久性的感觉丧失。

7. 智齿拔除后最常见的并发症是张口受限，其原因多为炎症、肌肉酸痛及肿胀。有时，张口受限与颞下颌关节承受的压力有关，特别是当颞下颌关节本身已存在问题时。智齿拔除也可能导致颞下颌关节损伤，但十分罕见。

8. 拔牙可造成出血，若出现长时间慢性出血或大量急性出血，需要进一步治疗。

9. 拔牙后牙槽窝可能形成锐尖或骨碎片，通常需要进一步手术修整。

10. 为避免对重要结构（如神经或上颌窦）的损伤，可能只拔除牙齿的部分断块，某些细小的根尖保留在原处。

11. 上颌后牙的根部通常靠近上颌窦腔，有时小块牙根可能进入上颌窦腔，或者在拔牙后形成上颌窦瘘，拔牙时可能造成上颌窦损伤，需要进一步护理或手术。出现上颌窦感染，需进一步行药物治疗或者行上颌窦手术。

12. 支持牙齿的骨组织和牙龈统称为牙周。拔牙后形成的牙周缺损会损害相邻牙齿的健康。

13. 拔牙可能造成颌骨骨折，虽然非常罕见，但可在拔牙难度较大的情况下发生，尤其是深的阻生牙。

14. 治疗中出现之前未发生过的药物过敏。

15. 局部麻醉剂（麻药）的风险包括疼痛、瘀青、感染和过敏反应。

16. 拔牙治疗过程中所使用的镇静剂、麻醉剂和处方药等药物可能会引起嗜睡、意识缺乏和协调性丧失，饮酒或服用其他药物可能会加重这些症状。治疗期间患者应该由专人陪同，并且禁止驾驶机动车和操作复杂机械设备，也不应在此期间做出重要决定，如签署文件等。

17. 吸烟会增加延迟愈合、干槽症、牙周并发症、上颌窦并发症和麻醉并发症的风险。

我的牙医和我讨论了疾病的性质、治疗流程、替代方案、与治疗有关的风险和备用措施。我了解医生无法给予任何承诺，本人自愿接受治疗。我同意医生在情况有变而不能按原计划治疗时，根据其专业判断选择其他治疗方案。

我了解，拔牙后牙齿可能移位并改变我的咬合。牙齿脱落会影响我的营养状况和全身健康。拔牙后关于缺牙修复的问题可咨询口腔全科医师。

关于本同意书的所有问题，我已得到满意答复。我完全了解拟定手术和麻醉所涉及的风险，并签字确认。我所提供的病历资料包含本人的用药史、药物滥用史、药物过敏情况、怀孕情况等信息，均完整且真实。

患者（或法定监护人）签名：＿＿＿＿＿＿日期：＿＿＿＿＿

医 生 签 名：＿＿＿＿＿＿日期：＿＿＿＿＿

见证人签名：＿＿＿＿＿＿日期：＿＿＿＿＿

五、牙槽嵴增量术知情同意书

牙槽嵴增量术知情同意书

诊断： 经过全面口腔检查之后，我的牙医建议缺失牙可采用种植体支持的义齿修复。

治疗建议： 根据我的情况，医生建议使用根型牙种植体。我了解该治疗需要将种植体植入颌骨中。由于拔牙造成骨吸收和骨缺损，为了成功植入种植体，需要手术增加牙槽嵴的骨高度和骨宽度。此手术即牙槽嵴增量术。

手术阶段： 我了解该治疗要采用局部麻醉，其间可能使用镇静剂。

手术实施的方案为切开牙龈，暴露骨面，颌骨缺损处植入植骨材料。植入材料的来源可能是异体骨、异种骨或人工骨，也可能采用口内其他部位的自体骨。

根据情况，可能同期植入种植体，种植体部分嵌入植入材料中。

牙龈和软组织会紧密缝合并覆盖种植体，或紧贴于种植体周围；治疗过程可能使用牙周塞治剂。愈合需要3~6个月。我了解在愈合期间的前两周通常不能戴活动义齿。

我进一步了解如果临床状况不适于牙槽嵴增量术植骨或种植体的植入，我的牙医将根据情况进行专业判断，后续治疗可能包括额外的植骨、植入其他植入材料重建牙槽嵴，以帮助种植体植入和愈合。

预期收益：牙槽嵴增量术的目的是获得更多骨量以便植入牙种植体。

主要风险和并发症：我了解牙槽嵴增量术可能对某些患者无效，如植骨可能脱落、种植体手术后不能成功修复缺牙等。因为每名患者的情况不尽相同，该手术可能无法获得长期成功。

我了解牙槽嵴增量术、种植体手术、药物和麻醉剂均可能引起并发症。

这些并发症包括但不限于术后感染，出血，肿胀和疼痛，面部变色，嘴唇、舌、牙齿、颏部或牙龈暂时性或偶有永久性的麻木，下颌关节损伤或相关的肌肉痉挛，暂时性或偶有永久性牙齿松动加重，牙齿对热、冷、甜或酸性食物敏感，愈合时牙龈收缩会导致某些牙齿的伸长或相邻牙间隙增大，口角开裂或瘀伤，持续数天或数周的开口受限，对健康有影响，过敏性反应，牙齿损伤，骨折，鼻窦穿通，延迟愈合，误吞异物等。任何并发症的准确持续时间不能确定，并且可能是不可逆转的。

替代治疗方案：替代治疗方案包括弃用种植牙修复缺失牙、用活动义齿替换种植义齿，或者根据具体情况实施其他治疗。我已同时了解，继续佩戴吻合性不好的、松动的活动义齿会导致口腔骨组织和软组织的进一步损害。

随访和自我护理的必要性：我已了解，到牙医或修复专科医师处复诊的重要性。种植体、修复体和天然牙每天都要保持清洁卫生。种植体和修复体必须定期检查，并且可能需要调整。

我了解谨遵医嘱非常重要。

免责声明：我承认本治疗并不能确保成功，特此声明。由于个体差异，牙医并不能预测所有治疗结果；即便是最好的治疗，也存在治疗失败、病情复发、需要增加额外治疗措施、病情恶化等风险，更为严重者甚至出现牙齿脱落。

医疗记录公开：我授权在治疗和随访期间的照片、幻灯片、X线片和其他资料可用于科学研究。未经本人许可，不得公开本人的身份信息。

患者同意书

我已充分了解牙槽嵴增量术的内容、所有流程、手术的风险和收益，可用的替代治疗方案，以及随访和自我护理的必要性。我曾有机会提出与本治疗有关的任何疑虑，并且与医生讨论。在深思熟虑之后，我同意接受本文件所描述的治疗，特此声明。

如果出现不利于治疗的临床状况，我同意使用替代治疗方案。如果临床条件不允许实施牙槽嵴增量术，我将尊重牙医相关的专业判断。我同意接受牙槽嵴增量术，以帮助种植体安全植入和愈合。

我已阅读并完全了解本文件，特此声明。

日期：_____　患者、家长或监护人签名：_____

日期：_____　见证人签名：_____

六、双磷酸盐用药史患者的口腔手术知情同意书

双磷酸盐用药史患者的口腔手术知情同意书

患者姓名：_____　　日期：_____

（阅读之后，如患者有任何疑问，应详细咨询医生，问题解决后，患者应在每一段落处签名。）

双磷酸盐药物对颌骨健康可能产生负面影响，可降低和抑制骨组织愈合能力。口服双磷酸盐药物及用药史可能增加口腔手术治疗并发症的风险，其发生率目前估计小于千分之一。拔牙、种植体植入等手术治疗，甚至是仅造成轻度损伤的其他侵入性操作都会因双磷酸盐的作用而增加并发症风险，最终可能导致骨坏死，出现颌骨暴露。这是一种隐蔽的、缓慢的、长期的破坏性过程，很难治愈，无法控制。

患者向医生提供准确的病历信息非常重要。牙医实施口腔手术治疗前必须明确患者曾经接受过的和正在接受的治疗，以及曾经服用过的和正在服用的药物。患者所提供病历信息中，还应包含原施治医生姓名信息，这对后续治疗也十分重要。

在进行牙科治疗之前，患者应咨询原施治医生，并做出中断口服双磷酸盐药物的决定后，才能继续进行后续治疗。

1. 如果发生并发症，可能使用抗生素来帮助控制感染。一些患者可能

出现过敏反应或副作用（比如胃部不适、腹泻、肠炎等）。

2. 即便采取所有预防措施，仍有可能出现延迟愈合、骨坏死、骨组织和软组织吸收、颌骨病理性骨折、口腔皮肤瘘（开放引流口），或其他严重并发症。

3. 如果发生骨坏死，可能需要接受长期而复杂的治疗，包括住院治疗、长期使用抗生素、死骨清除术等；也可能需要进行重建手术，并使用移植骨块、金属夹板、固定螺丝、皮瓣移植等。

4. 即使口腔治疗后未即刻发生并发症，由于骨组织的情况恶化，该手术区域仍可发生伤口开裂及感染。即使是刷牙、咀嚼较硬食物或义齿造成的微小创伤，也可能引起并发症。

5. 可能需要长期术后监测，按约复诊十分重要。定期或经常性口腔检查对维持口腔健康很重要。

6. 我已阅读上述内容，并已了解治疗风险。我理解并同意后续治疗方案。

7. 我了解提供本人准确病历信息的重要性，并且确认我已提供可能影响治疗的所有信息。我明白若未能提供本人真实的病历信息可能对后续治疗产生负面影响，并引起意外的并发症。

8. 我理解即使采取所有预防措施避免并发症，仍不能确保治疗取得如期效果。

患者同意书

本人已阅读并完全了解本知情同意书。我的问题已获解答，并已在文件各段落的空白处逐一签名确认。

患者（或法定监护人）签名：_____　日期：_____

医 生 签 名：_____　　　　　　　日期：_____

见证人签名：_____　　　　　　　日期：_____

七、局部麻醉下组织活检授权书

局部麻醉下组织活检授权书

我了解，医生根据病情建议我取出部分病变组织进行活检，以充分判断病变类型。

我了解局部麻醉下活检存在风险及可能导致并发症，包括但不限于感染、需要再次活检和遗留瘢痕等。

我已了解上述全部内容，特此授权我的医生及其助手对我进行此次活检。我了解在活检过程中有可能进行计划外的治疗。我特此授权我的主诊医生在必要情况下自行决定是否进行这些治疗。

我同意接受局部麻醉。我了解活检相关诊断将由牙科和其他医学专业人员进行。

以下事项，我予以签名确认：

·我的牙医已与我讨论上述信息。

·我曾有机会提出于局部麻醉下活检的任何问题。

·所有问题都已获满意回答。

·我同意接受局部麻醉下活检。

患者签名（授权方）：_____ 日期：_____

与患者的关系（如果授权方不是患者）：_____

我已与上述患者（授权方）讨论过局部麻醉下活检的风险、潜在并发症、活检的预期收益及替代方案。患者（授权方）有机会提出于局部麻醉下活检的任何问题，我均已给予回答，并获得患者（授权方）的理解。患者（授权方）要求对他/她进行活检。特此签名确认。

医 生 签 名：_____ 日期：_____

见证人签名：_____ 日期：_____

八、空白知情同意书

_____（患者）牙科治疗知情同意书

特此授权我的牙医对我或指定患者进行以下治疗：

_____

我的牙医已向我充分解释了这些治疗的目的，并告知该治疗的预期收益和并发症（包括已知和未知原因），可能出现的不良反应及风险，以及包括放弃治疗在内的其他替代选择。我已知放弃治疗所存在的风险。我有机会提出与该治疗相关的任何问题，且所有问题均获满意解答。

我了解治疗中如有意外，医生可按专业判断进行处理。

我承认本治疗并不能确保获得预期结果。

我确认已完整阅读并完全了解以上内容，并签名确认。

患者（亲属或监护人）签名：_____ 日期：_____

与患者关系（如果由除患者之外的人员签名）：_____

见证人签名：_____ 日期：_____

（牙医）证明：

我已向患者（亲属或监护人）解释该治疗的性质、目的、收益、风险和替代方案（包括放弃治疗）。我已经全面回答了患者（亲属或监护人）关于该治疗的任何问题，相信患者（亲属或监护人）已完全明白我的解释和回答。特此签名确认。

牙医签名：_____ 日期：_____

九、牙龈切除术知情同意书

牙龈切除术知情同意书

在签署同意书之前，患者应当对牙周治疗的各个事项充分了解。

影响牙龈生长的因素：激素、感染、药物作用、牙菌斑、肿瘤和创伤等因素都可能影响牙龈组织的正常生长，过度增生的牙龈会造成清洁牙齿变得困难。龈下和牙面的牙菌斑可引起牙周的骨组织吸收。

治疗方案：通过手术去除过多的牙龈组织，可促进口腔卫生，减少感染风险。

风险：牙龈切除术的并发症包括但不限于暂时性出血或感染，一般情况下无需进一步治疗。该手术可能导致牙龈退缩、暴露金属牙冠边缘、对冷热敏感，极少情况下可能引起口周麻木或刺痛、颞下颌关节紊乱或牙齿脱落。

放弃治疗的风险：疼痛或感染可能引起牙齿脱落，需要进一步治疗。

所有关于此次治疗、替代方案、治疗风险的问题均已得到满意回答。我授权我的医生及其助手为我实施此次治疗，并处理可能发生的紧急情况。我理解该治疗结果的不确定性。接受或拒绝部分或全部上述治疗，均出自本人意愿。

患者（或法定监护人）签名：＿＿＿＿＿＿＿　　　日期：＿＿＿＿＿＿＿

见证人签名：＿＿＿＿＿＿＿　　　　　　　　　日期：＿＿＿＿＿＿＿

十、牙龈增量术知情同意书

牙龈增量术知情同意书

诊断：在对口腔情况进行仔细检查和认真研究后，牙医告知我患有明显牙龈退缩症。我了解，在此情况下可能发生牙龈的进一步退缩。此外，位于龈缘的充填物和龈缘下的牙冠边缘，需要有足够宽度的附着龈来抵抗这些修复体带来的刺激。牙龈对于美观和牙根的保护也很重要。

治疗建议：为了治疗这种状况，我的牙医建议在牙龈退缩区域进行牙龈增量术。我了解该手术在局部麻醉下进行，可能使用镇静剂。此手术将移植取自上腭或相邻牙齿的自体牙龈，或者移植来自组织库的同种异体牙龈。移植的牙龈将放置于植入区域剩余的牙龈基底组织上，或者覆盖于牙龈退缩区域暴露的部分牙根表面。该手术可能使用牙周塞治剂。

预期收益：牙龈增量术的目的是获得足够的牙龈组织以阻止牙龈进一步退缩。此外，牙龈增量术还可覆盖暴露的牙根表面，从而改善牙齿或牙龈外观，预防或治疗牙根敏感或牙根龋损。

主要风险和并发症：我了解牙龈增量术不一定能获得成功。牙龈移植后可能萎缩，从而不能完全覆盖牙根，甚至加剧牙根暴露。

我了解牙龈增量术和麻醉可能引起并发症。这些并发症包括但不限于术后感染，出血，肿胀和疼痛，面部变色，暂时性或永久性的牙齿对热、冷、甜或酸敏感，过敏反应，误吞异物等。并发症的持续时间不能确定，并且可能是不可逆的。

牙龈和骨组织的愈合常难以预测。我了解如果初次手术未达到预期效果，可能需要进行再次手术。此外，手术效果受到以下因素影响：①身体状况；②饮食和营养问题；③吸烟；④饮酒；⑤紧咬牙和磨牙；⑥口腔卫生情况；⑦服用的药物。我已尽我所知向牙医报告了本人的药物反应史、过敏史、疾病史、症状、生活习惯及任何可能与本手术有关的情况。我了解谨遵医嘱服药和进行日常护理对于治疗的成功非常重要。

替代方案： 我的牙医已说明牙龈退缩的替代治疗方案，包括放弃治疗、继续观察病情，以及改进刷牙方法。

随访和自我护理的必要性： 我了解定期复诊非常重要。现存的口腔修复体可能是牙龈增量术成败的重要因素。

我已知悉天然牙和义齿均应每天保持卫生。我需要术后定期复查，以监测愈合情况。吸烟或饮酒可能对牙龈愈合产生不利影响，并导致手术失败。我了解遵医嘱用药，定期检查，并进行必要的预防十分重要。术后维护可能包括调整已有修复体。

免责声明： 我承认本治疗并不能确保成功，特此声明。大多数情况下，治疗有助于病情改善和保留牙齿。但由于个体差异，牙医并不能预测所有治疗结果；即便是最好的治疗，也存在治疗失败、需增加额外治疗方法、病情恶化等风险，更为严重者甚至出现牙齿脱落。

医疗记录公开： 我授权在治疗和随访期间的照片、幻灯片、X线片和其他资料可用于科学研究。未经本人许可，不得公开本人的身份信息。

患者同意书

我充分了解牙龈增量术的性质、所有流程，手术的风险和收益，可用的替代治疗方案，以及随访和自我护理的必要性。我曾有机会提出与治疗有关的任何疑虑，并且与医生讨论。在深思熟虑之后，我同意接受文件所描述之治疗，并同意医生根据其专业判断增加治疗或更改方案。特此声明。

我已阅读和完全了解本文件，特此声明。

日期：＿＿＿＿＿＿　患者、家长或监护人签名：＿＿＿＿＿＿

日期：＿＿＿＿＿＿　见证人签名：＿＿＿＿＿＿

第二节　手术记录模板

手术记录

日期：＿＿＿＿＿＿＿＿＿＿**患者：**＿＿＿＿＿＿＿＿

术前诊断：双侧气化上颌窦，后牙缺失。

术后诊断：双侧上颌窦提升术植入3枚骨内种植体。

助手：＿＿＿＿＿＿＿＿＿＿

外科医生：＿＿＿＿＿＿＿＿

手术名称：双侧上颌窦提升术，同期在16、26、27牙位植入种植体。

手术过程：患者约早上11:00至手术室。术前1小时口服海乐神（Halcion）0.125 mg（1片）。患者于手术椅取半仰卧位。然后于上颌双侧后牙区的颊侧和腭侧分别注射肾上腺素+利多卡因（1∶100 000）混合剂约4 mL，以止血和镇痛。于16牙位做牙嵴顶切口，15牙位颊侧做垂直松弛切口，黏骨膜全厚瓣翻瓣。随后，设计宽度约6 mm，高度约5 mm的截骨开窗。截骨顺利，未见上颌窦黏膜穿孔。同期采用手术导板制备种植体窝。达到最终深度及直径后，顺利植入Straumann SLA骨水平种植体（直径4.8 mm，长10 mm）。种植体根尖位置植入脱矿同种异体冻干骨（Puros Putty）与自体骨的混合骨，Purou Putty约25 cm^3，DynaMatrix胶原蛋白膜覆盖开窗口。PTFE 4-0缝线连续悬吊缝合切口，并覆盖外科胶水。术区转向26和27牙位，26和27牙位牙嵴顶切口，于26牙位颊侧做垂直松弛切口。上颌窦骨开窗口宽约8 mm，高约6 mm，未见上颌窦黏膜穿孔。26和27牙位植入Straumann SLA骨水平种植体（直径4.8 mm，长10 mm），种植体根尖周围充填0.5 cm^{3}的Puros Putty与自体骨屑的混合骨，PTFE 4-0缝线连续悬吊缝合切口，并覆盖外科胶水。根尖片显示种植体与相邻牙齿相对位置良好，移植骨包裹窦内植体。术后常规医嘱，局部冰敷。

处方：左氧氟沙星，每片500 mg，每日1次，10片；羟考酮，每片5 mg，每6小时1次，疼痛必要时服用，10片；美林，每片800 mg，每6小时1次，疼痛必要时服用，20片；遵医嘱使用甲基泼尼松龙，不续药。患者在服用甲基泼尼松龙时，应监测血糖水平。

术后医嘱及注意事项也同时告知患者家属。手术结束。术中患者耐受良好。患者安全离开手术室，无不适主诉。

外科医生签名：_____

第三节　术后医嘱及种植体清洁模板

术后医嘱

术后不适及用药：牙周手术，与其他手术一样，可能产生不同程度的不适。这取决于手术本身和个体差异。如需术后使用镇痛药，通常在手术部位仍然处于麻醉（麻木）状态下开始用药。为了达到最佳药效，所有处方的服药天数和服药间隔必须按照医嘱严格执行。改变用药方案将影响疗效。

术后出血：手术部位可有轻微出血，常见于术后1～2天，不必担心。如果发现大的血凝块或者流血明显而非轻微渗出，立即通知医生。

缝合：缝合的目的是将牙龈组织保持在适当位置以便获得理想的愈合效果。缝合后，希望您在伤口充分愈合后复诊，以便完全拆除缝线。不要用舌头、牙刷或任何其他方式搅扰缝线，以免影响切口愈合。若注意到缝线松脱，可在正常门诊时间通知医生。

牙周塞治剂：在手术之后1～2周，通常使用牙周塞治剂来覆盖手术部位。塞治剂可保护手术区不被干扰。如果仅有小的塞治剂碎片脱落，没有其他不适感，无需担忧。如果术后2～4天内，出现大片塞治剂脱落或整个塞治剂松动，请联系牙医。

日常饮食：为了舒适和保护术区，建议吃软食。避免使用术区咀嚼。避免进食硬的、纤维质的或尖锐的食品（如炸玉米片），这些食品可能产生不适并使牙周塞治剂脱落。多喝水。正常热量水平下，高蛋白、高矿物质和高维生素饮食有助于术后恢复。尽可能正常饮食。手术后不应进行节食，因为这对愈合可能造成有害影响并减少手术成功的机会。

口腔卫生：对非手术区域或牙周塞治剂覆盖区域之外的牙齿继续使用牙

刷和牙线清洁。手术后第1周，清洁口腔时应注意保护术区，可在医生的建议下使用盐水或漱口水轻柔冲洗。在拆除缝线之后（通常是术后1周），应该使用软毛牙刷轻轻地清洁牙齿，或者按医生的指示操作。刷牙使用含氟凝胶会有助于控制牙菌斑。

体力活动：恢复期间（通常是术后2~3天）避免剧烈体力活动。

肿胀：手术区域的轻微肿胀是正常的。冰敷可以减轻肿胀。把冰块放在一个塑料袋中，然后用厚毛巾包住，直接敷在手术区上面。术后24小时内，尽量保持冰袋与皮肤长时间接触，并保持头部位置高于心脏水平。睡觉时可使用多个枕头来抬高头部和上身。肿胀通常在几天后消退。湿热敷有助于肿胀消退，但术后1~2天内禁止热敷。若出现异常肿胀，应立刻向牙医报告。

吸烟：拆线前禁止吸烟，以确保最佳的愈合和手术的成功。吸烟者的愈合明显比不吸烟者差。

酒精：拆线前禁止饮酒；拆线后的几周，也应尽量少喝酒，以促进愈合。酒精与某些止痛药物禁止混合使用。

禁忌证：在接下来的几天里，禁止吐痰、吸烟、剧烈漱口、使用吸管饮水、做吮吸动作、使用市售漱口水、饮用碳酸饮料或使用冲牙器。

种植体清洁：由于种植体与牙龈之间的封闭性不如天然牙，种植牙比天然牙更需要仔细护理，研究显示种植体周围龈炎可以破坏70%的封闭。牙龈与种植体之间的封闭一旦遭到破坏，细菌和细菌产物就会直达骨组织，最终会导致种植体失败。遵照以下方案保持种植体清洁和健康，是很重要的。

种植体的家庭护理方案：清洁种植体至少每天2次，特别是在早餐和当天最后一餐之后。这些时候的清洁是特别重要的，因为睡眠期间唾液流量减少，细菌容易聚集。

牙刷的选择：

a.超软毛牙刷。

b.电动多束或单束牙刷。

以下方法可提供轻柔但有效的清洁：

a.市售低磨损性牙膏。

b.牙线、超级牙线、牙线穿引器、带合成刷毛的冲牙器、洗必泰纱线。

c.中轴涂层金属丝和合成刷毛的牙缝刷。

d.牙菌斑显示药片或显示液，确定牙菌斑聚集的位置。

e.将抗菌漱口液（如洗必泰或李施德林），用手动或电动牙刷涂在种植体颈部，或者浸泡牙线清洁种植体颈部，每天至少1次。长期使用抗菌漱口液，会使某些天然牙的充填物变色，请酌情使用。牙种植体的颈部必须以轻柔的方式进行彻底清洁，可向口腔医生或专业人士咨询正确的清洁方法和角度。

f.冲牙器由于具有潜在的破坏力，在口腔冲洗时，应该按照说明书谨慎操作，尽量选择最低流速，禁止直接冲洗种植体与牙龈的连接处。

以上方法供牙种植患者专用。我们相信患者和医生在整个治疗中是合作关系。遵医嘱定期复诊，避免风险，及时发现可能导致种植失败的潜在问题，才能确保良好的治疗效果。

第四节 致函患者模板

患者联系信一

（称呼）：

感谢您的信任，与我们预约进行口腔健康评估。目前，我们正运用先进的诊断和治疗方法，使我们的患者通过牙种植恢复了语言和咀嚼功能，让他们重新找回了舒适而自信的生活。

许多患者因牙齿脱落或拔牙而留下了缺牙间隙。传统的牙齿修复方式并不都是治疗缺牙的最佳解决方案。牙种植术在恢复缺牙的同时还可避免牺牲周围的健康牙齿结构来搭桥修复缺牙。因为有颌骨的支持，种植牙和真牙一样，可以进行稳定咬合和咀嚼。缺牙可导致许多健康问题，如口腔溃疡疼痛、不充分咀嚼造成的消化问题、吞咽困难、干呕等。咀嚼是消化过程的第一阶段，咀嚼能力下降会产生一系列严重后果。

您治疗过程的舒适感是我们的首要目标。我们很高兴与您讨论您的健康问题。距离您上次治疗已经过去了一段时间，希望您能致电告知我们您的最新情况，更新您的约诊，以便我们对您的治疗情况进行准确的记录。请致电约诊，我们会在各方面尽力协助您。期待很快与您见面！

谨上！

患者联系信二

（称呼）：

在查阅您的资料时，我们注意到您没有预约进行口腔检查和清洁。我们担心您在牙种植手术后没有进行预约复诊。

通过复诊为牙种植患者制订特定的治疗方案，必须定期进行，以预防潜在问题的发生。我们建议您每3个月在专业医疗机构进行1次口腔清洁。此外，必须每年拍摄口腔X线片，以监测种植体周围组织，帮助保持口腔卫生和增加牙种植体的寿命。种植牙与天然牙齿一样会发生牙周疾病，因此需要经常检查。

请您今天抽出时间致电我们进行预约。期待尽快与您见面！

谨上！

第五节　致函原诊治医生模板

尊敬的医生：

（患者姓名）到我们诊所进行牙科治疗。病历资料显示，您曾是他（她）的原施治医生，您给他（她）的处方中，包含每天服用325 mg阿司匹林。

该患者在我们诊所的治疗计划包括牙周和牙种植手术，会引起出血。我们考虑在治疗之前48小时，停用血液稀释剂。请就这个问题提供您的建议。

非常感谢您在该患者治疗中的指导！

第六节　致函转诊牙医模板

亲爱的医生：

我们已完成转诊至阁下的患者的口腔种植体植入。种植体植入完成报告如下。

修复目标：牙冠36、37

修复要求：外观与缺牙前一致

种植体植入部位：

位置	种植体类型	直径	长度	预后
36、37	Straumann RC 骨水平种植体	4.8 mm	8 mm	良好

修复评价：患者有为最终印模准备的愈合帽

感谢您接收转诊患者！感谢您对我们的信任！

谨启！